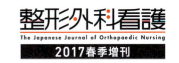

ナースが本当に聞いてみたかった

整形外科看護エビデンス179

地域医療機能推進機構（JCHO）
大阪病院 副院長
冨士武史 監修

全国1,000施設の疑問に一挙回答！

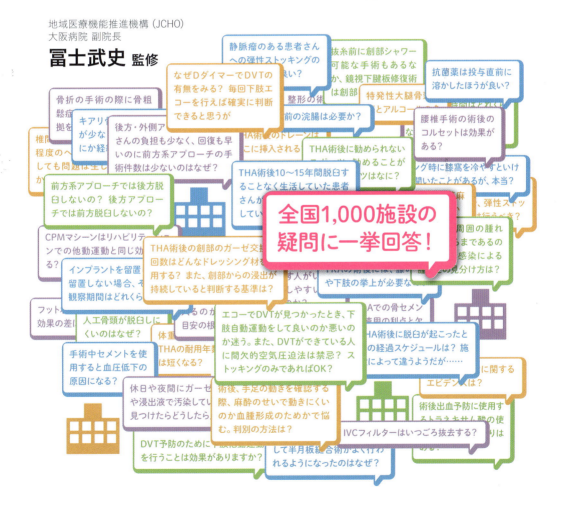

MCメディカ出版

本書のエビデンスレベルについて

本書では各項目に対して、①・②の2通りで回答しております。

さらに「②明確なエビデンスはない回答」の場合は、その理由をⒶ〜Ⓓとして示し、エキスパートオピニオンとして回答しております。

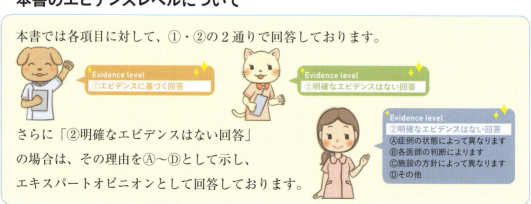

監修にあたって

独立行政法人地域医療機能推進機構（JCHO）大阪病院 副院長
冨士武史

　整形外科病棟に勤務していて楽しいのは、痛みを訴えて入院した患者さんが笑顔で退院していくことと、入院診療のなかで看護師の観察・判断・処置などの比重がほかの診療科に比べて大きいことであると思う。例えば体位変換を間違った方法で行えば人工股関節の脱臼を生じるし、入浴介助でも手術内容を知らなければ縫合した腱板の損傷が生じる場合もある。整形外科手術では、手術成績の向上のためにはきっちりした看護やリハビリテーションが必須である。

　このように整形外科手術治療のなかで重要な役割を担っている病棟看護であるが、実際に勤務をしてみると、「自分の看護は正しいのか？」「なぜこの注意が必要なのか？」「この患者さんと前の患者さんとで異なる指示が出ているのはなぜか？」など多くの疑問がわいてくる。本書では、このような疑問を解消し、自信をもって病棟看護を行えることを目的に企画した。

　まず「疑問・質問」を把握するために全国1,000施設以上にアンケートを行い、整形外科病棟勤務での疑問を収集した。これにメディカ出版が主催する整形外科看護に関連する各種セミナーで寄せられた質問を加えて、手術部位や処置などで分類して質問項目を作成した。本書は整形外科の知識を体系的にまとめた「教科書」ではなく、臨床現場での、看護師の目から見た、疑問・質問に対する回答書を目指した。そのため、執筆項目について第一人者であることはもちろんであるが、「看護師の目」でも診療を見ることのできる医師を選ぶようにした。

　どの執筆者も看護師から挙がってきた「生の質問」に対して、エビデンスのあるものはエビデンスを明らかにして、エビデンスがはっきりとは報告されていないことについてはエキスパートオピニオンを、看護師にわかりやすく記載していただいている。各項目にはサマリーも掲載してあり、短時間で内容を把握することもできるようになっている。術後の処置は、それぞれの施設の伝統や術者の思い入れで異なる場合も少なくないし、症例によって変える必要のある処置もある。このように異なった処置についても、なぜ異なっているのかを知っていれば理解も深まると思われる。本書を活用して、第一級の整形外科病棟看護を実践してほしい。

ナースが本当に聞いてみたかった
整形外科看護エビデンス179

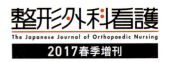

Contents

監修にあたって ……………………………………………………… 3
項目一覧 ……………………………………………………………… 6

Chapter 1　脊椎全般
病態・治療 ……………… 10　　術後管理・看護 ………… 20

Chapter 2　頚椎
病態・治療 ……………… 26　　術後管理・看護 ………… 34

Chapter 3　腰椎
病態・治療 ……………… 44　　術後管理・看護 ………… 55

Chapter 4　肩関節
肩関節 …………………… 66

Chapter 5　股関節
股関節 …………………… 76

Chapter 6　THA
治療 ……………………… 84　　術後管理・看護 ………… 103

Chapter 7　膝関節
病態・治療 ……………… 122　　術後管理・看護 ………… 124

Chapter 8 TKA
治療 ・・・・・・・・・・・・・・・・・ 132　　術後管理・看護 ・・・・・・・・・・ 146

Chapter 9 骨粗鬆症
骨粗鬆症 ・・・・・・・・・・・・・・・ 162

Chapter 10 クスリ
クスリ ・・・・・・・・・・・・・・・・・ 172

Chapter 11 術前ケア
術前ケア ・・・・・・・・・・・・・・・ 182

Chapter 12 術後ケア
術後ケア ・・・・・・・・・・・・・・・ 190

Chapter 13 DVT
全般 ・・・・・・・・・・・・・・・・・・・ 198　　薬物療法 ・・・・・・・・・・・・・・・ 207
理学療法 ・・・・・・・・・・・・・・・ 214

Chapter 14 感染
全般 ・・・・・・・・・・・・・・・・・・・ 226　　創管理 ・・・・・・・・・・・・・・・・・ 235

Chapter 15 自己血輸血
全般 ・・・・・・・・・・・・・・・・・・・ 244

執筆者一覧 ・・ 250
索引 ・・ 252

List of Evidence

項目一覧

Chapter 1
- 001 硬膜外ブロックを施行した当日は入浴は禁忌？
- 002 術後のしびれがある患者さんにステロイド注射をすることがあるのはなぜ？
- 003 脊椎の手術で術後の安静度が医師によって違うのはなぜ？
- 004 脊椎の前方方法と後方方法の選択基準は？
- 005 術後にできた血腫が吸収されないのはどんなとき？
- 006 術後、手足の動きを確認する際、麻酔のせいで動きにくいのか血腫形成のためかで悩む。判別の方法は？
- 007 脊椎術後に脳脊髄液が漏れ出たとき、ドレーンの吸引はどうしたら良い？
- 008 おもな脊椎術後の抗菌薬投与の期間は？
- 009 脊椎術後のシャワー浴でシャワー中もコルセット着用の指示があるが、なぜ？
- 010 脊椎術後は、いつ離床するのが一般的？
- 011 脊椎術後、ドレーン流出量はなにを目安にすれば良い？術中の出血量が少なければドレーン流出量も少なくなる？
- 012 ベッド上で臥床していると椎間板の圧が下がると聞くが、一方で長時間の臥床は褥瘡リスクが高まる。腰椎椎間板ヘルニアの患者さんに対してどのようにバランスをとれば良い？また、側臥位、長座位のときの圧はどのように変わる？
- 013 脊椎術後の術後創部のガーゼ交換の回数やドレッシング材はどのようなものを使用する？

Chapter 2
- 014 頚椎のブロック注射をしない施設があるのはなぜ？
- 015 頚髄損傷の患者さんに対するステロイド投与はどのような効果が期待されているの？
- 016 頚椎手術での椎弓形成術と椎弓切除術の適応の違いは？
- 017 ミエログラフィー後の安静度の指示は、どうして決まる？
- 018 なぜ現在ミエログラフィーはあまり行われなくなった？
- 019 頚椎術後の砂嚢固定は必要？
- 020 頚椎術後に過伸展を禁止する理由は？
- 021 頚椎術後の頚椎カラーの必要性、選択基準と装着期間は？
- 022 ハローベスト装着患者さんは、臥床していればベストのベルトを外して清拭しても良い？
- 023 頚椎術後の患者さんにどの程度首を動かしても良いかと聞かれた際は、どう答えるべき？
- 024 頚椎後方手術後は「創部よりも両肩が痛い」と訴える患者さんが多いのはなぜ？

Chapter 3
- 025 ヘルニアは自然吸収することがあると聞くが、どのようなメカニズムで消退するの？
- 026 プロスタグランジン製剤の適切な用量や投与期間は？
- 027 腰部脊柱管狭窄症に対する治療として行う神経根ブロック、仙骨硬膜外ブロック、腰部硬膜外ブロックの効果や違いは？
- 028 腰部脊柱管狭窄症の手術で除圧術にするか固定術を併用するか明確な基準はある？
- 029 PEDとMEDの違いは？
- 030 椎間板ヘルニアでは、どの程度のヘルニアなら摘出しても問題は生じないのか？
- 031 腰の手術で、効果が出る場合と出ない場合と差ができるのはなぜ？
- 032 腰椎椎間板ヘルニアの大きさは症状と関係がある？
- 033 腰椎椎間板ヘルニアの緊急手術の適応はどういったものがある？
- 034 腰椎椎間板ヘルニアの摘出術後の再手術率はどの程度？
- 035 腰部脊柱管狭窄症での理学療法や運動療法に効果はある？
- 036 腰椎疾患に対する牽引療法は有効？
- 037 腰椎手術の術後のコルセットは効果がある？
- 038 コルセットの装着方法はどのように指導すれば良い？
- 039 腰椎圧迫骨折における保存治療と手術適応の判断について教えて！
- 040 腰椎圧迫骨折における安静度の目安は？
- 041 腰椎手術後に車の運転などの日常生活で気を付けることはある？

Chapter 4
- 042 肩の装具の違い、術後の禁止肢位の違いはなに？
- 043 リバース型人工肩関節置換術後と腱板修復術後の安静度の違いは？
- 044 抜糸前に創部シャワー可能な手術もあるなか、鏡視下腱板修復術は創部を保護してシャワーをしているのはなぜ？

Chapter 5
- 045 特発性大腿骨頭壊死とアルコールの多飲との関連は？
- 046 大腿骨転子部骨折の術後で、免荷する患者さんと早期荷重できる患者さんの違いはなに？
- 047 キアリ骨盤骨切り術を見る機会が少なくなったように思うが、なにか経緯があるの？
- 048 同年齢の変形性股関節症の患者さんでも、術式がTHAとRAOに分かれる。選択基準を教えて！
- 049 RAOを行った場合の側臥位制限はいつまで？

Chapter 6
- 050 前方アプローチ、前側方アプローチ、後方アプローチの違いは？
- 051 前方系アプローチでは後方脱臼しないの？ 後方アプローチでは前方脱臼しないの？
- 052 前方系アプローチと後方アプローチでは離床までの時間が違うのはなぜ？
- 053 前方系アプローチと後方アプローチの選択の違いは？
- 054 後方・外側アプローチより患者さんの負担も少なく、回復も早いのに前方系アプローチの手術件数は少ないのはなぜ？
- 055 円背の強い患者さんは脱臼しやすい？
- 056 人工骨頭が脱臼しにくいのはなぜ？

Chapter 6

- 057 ステムのセメント固定・セメントレス固定の使い分けは？
- 058 転位のある大腿骨頚部（内側）骨折に対するTHAと人工骨頭置換術との使い分けは？
- 059 体重が重いと、THAの耐用年数は短くなる？
- 060 メタルオンメタル（MoM）は有用？
- 061 THAの際、骨頭サイズはどのようにして選ぶの？
- 062 セメント固定THAでは出血量が少なくなるのは本当？
- 063 手術中セメントを使用すると血圧低下の原因になる？
- 064 THA当日に剃毛は必要？
- 065 THA術後の離床や退院がどんどん早くなっているのはなぜ？ 数日で全荷重をかけても問題はない？
- 066 THA術後創周囲のみに腫脹がある人もいれば患肢全体（下肢まで）に腫脹がある人もいるのはなぜ？
- 067 THA術後にヒッププロテクターを装着する患者さんがいるが効果はある？
- 068 THA術後のドレーンはどこに挿入される？ また、ドレーンを入れる場合と入れない場合のメリット・デメリットを教えて
- 069 THA術後に勧められないスポーツ・勧めることができるスポーツはなに？
- 070 THA術後の創部のガーゼ交換の回数はどんなドレッシング材を使用するか？ また、創部からの滲出が持続していると判断する基準は？
- 071 THA術後10〜15年間脱臼することなく生活していた患者さんが、いつもと同じことをしていたにもかかわらず脱臼してしまうのはなぜ？
- 072 THA術後の脱臼を見つけるコツは？
- 073 THA術後に脱臼が起こったときの経過スケジュールは？ 施設によって違うようだが……
- 074 THA術後の爪切り、靴下着用、靴ひも結びはいつからできる？
- 075 THA術後など、人工物を挿入していてもMRIは撮れるの？

Chapter 7

- 076 最近、膝関節半月板損傷に対して半月板縫合術がよく行われるようになったのはなぜ？
- 077 膝関節の手術は、ほかの関節の手術に比べて出血量や疼痛が強いように感じるが、なぜ？
- 078 アイシング時に膝窩を冷やすといけないと聞いたことがあるが、本当？
- 079 半月板損傷の術後に膝を曲げずに安静を指示することがあるが、患者さんによっては痛みがあまりないので膝を曲げたり荷重をかけることがある。膝の術後安静はどの程度、どれくらいの期間必要？
- 080 膝関節の前十字靭帯再建術と半月板縫合術を同時に行った場合、2週間非荷重を行っている。なぜ非荷重の期間を長くする？
- 081 膝の術後に知覚鈍麻を訴える患者さんがいる。なぜ？
- 082 膝の靭帯再建術や半月板縫合術の術後に膝固定装具（ニーブレース）を2〜3週間使用している。なぜ必要？
- 083 膝術後の膝関節の屈伸訓練にCPMマシーンを使用している。どのような効果がある？
- 084 CPMマシーンはリハビリテーションでの他動運動と同じ効果がある？
- 085 CPMマシーンの目標角度はどれくらいが良い？

Chapter 8

- 086 TKAの耐用年数は？
- 087 TKAを両側同日に行う場合と片側ずつ行う場合の違いは？
- 088 TKA時に駆血帯を使用するかしないかの違いは？
- 089 膝蓋骨の置換はする？ しない？ また、置換した場合の看護は？
- 090 TKAでの骨セメント使用の利点と欠点は？
- 091 TKA時にPCLを切除するのか温存するのかの選択基準はある？
- 092 TKAナビゲーションシステムの使用の有無で手術時間に差は生じる？
- 093 UKAの適応は？
- 094 UKA術後の骨折はなぜ生じるの？
- 095 TKAの術後の疼痛はほかの手術と比較して強い？
- 096 創部だけでなく膝窩や大腿部が痛くなるのはなぜ？ また、膝下に枕を入れると痛みが軽減するのはなぜ？
- 097 痛みのために離床が遅れる。なにか良い対応策はある？
- 098 TKAの術後には、膝の固定や下肢の挙上が必要なの？
- 099 TKAの術後、全荷重OKだったり免荷だったりバラバラだが、どのように分けている？
- 100 TKAの術後は正座ができるの？ どうしても和式の生活がしたいと望まれた場合はどのように説明する？
- 101 TKA後のドレーンからの排液量の目安を教えて。注意が必要となる排液量は？
- 102 ドレーンを留置しないと問題が起きる？
- 103 術後のドレッシングの交換のタイミングは？ 創部のドレッシング材にはどのようなものが適している？
- 104 入浴はいつから可能？
- 105 TKA後のクーリングの必要性は？

Chapter 9

- 106 骨粗鬆症薬にはどんなものがあるのか、違いがわからない。簡単に系統立てて教えて
- 107 骨折の手術の際骨粗鬆症の薬を中止する根拠を詳しく教えて
- 108 セーフスやテリパラチドの投与をする人の基準はなに？
- 109 骨粗鬆症の患者さんにどのように生活指導すれば良い？

Chapter 10

- 110 睡眠薬、抗うつ薬、気分安定薬など、昼夜逆転の患者さんや夜間不穏の患者さんに対する薬剤の投与について、違いがわかりません
- 111 抗菌薬は投与直前に溶かしたほうが良い？
- 112 創部の痛みが強いとき、主治医の指示でNSAIDs→ペンタジン®→ペンタジン®＋アタラックス®-Pの順番で使用しているが、NSAIDsが効かなかったとき、なぜ第二選択の鎮痛薬がペンタジン®なのか根拠を教えて。アセリオ®ではダメ？

Chapter 11

- 113 術前の絶飲食に関するエビデンスは？
- 114 術前の点滴量に関するエビデンスは？
- 115 術前の浣腸は必要か？

Chapter 12

- 116 手術創の縫合にはどのような種類がある？ それらの違いはなに？
- 117 術後の創部の管理方法は？
- 118 術後のシャワー、入浴はいつから可能？
- 119 休日や夜間にガーゼが血液や滲出液で汚染しているのを見つけたらどうしたら良い？

Chapter	No.	項目
Chapter 12	120	術後の離床のタイミングは？
	121	湿布剤にはどのような種類のものがある？
	122	術後のドレーン管理のポイントは？
	123	DVTは左側に多く発生するのは本当？
	124	DVT予防として飲水を促すが、飲水量の目安はある？
	125	THAとTKAではTKAのほうがDVTの発生頻度が高いのはなぜ？
	126	術中の駆血時間がどれくらいで、DVT発生のリスクが高くなる？
	127	血栓がないのに全体的に腫脹がみられることがあるのはなぜ？
	128	車椅子の長時間乗車はなぜ危険？
	129	なぜDダイマーでDVTの有無をみる？ 毎回下肢エコーを行えば確実に判断できると思うが
	130	術後のDダイマーの値の目安は？
	131	当院では術後1週目でDダイマーを行っているが有効？
	132	DVT発見時の対応は？
	133	術後、血栓形成が認められたとき、どの程度安静度を制限すれば良い？
	134	IVCフィルターはいつごろ抜去する？
	135	THAとTKAで血栓予防の薬が違うのはなぜ？
	136	VTE予防のための抗凝固薬について、朝・夕で計2回服用の人と、昼1回の人がいる。使い分ける根拠はなに？
	137	フォンダパリヌクスとエノキサパリンの使い分けの基準は？
Chapter 13	138	HTOにエドキサバン服用の効果がないのはなぜ？
	139	ヘパリンカルシウムの適応、作用機序は？
	140	エドキサバン内服時の薬効の評価はどのようにして行う？
	141	APTT、PT-INRなど、どのくらいの値で抗凝固療法を行ったり止めたりしている？ また、どのくらいの期間で測定している？
	142	フォンダパリヌクスやエノキサパリン、エドキサバンはどれくらい続けるのが効果的？
	143	術後出血予防に使用するトラネキサム酸の使用法に決まりはある？
	144	DVT予防のための患肢挙上の効果のエビデンスは？
	145	足関節自動運動のDVT予防効果は？
	146	DVT予防のために下肢他動運動を行うことは効果がありますか？
	147	エコーでDVTが見つかったとき、下肢自動運動をして良いのか悪いのか迷う。また、DVTができている人に間欠的空気圧迫法は禁忌？ ストッキングのみであればOK？
	148	手術中の間欠的空気圧迫法は有効？
	149	片脚の手術で、健側に弾性ストッキングを着用するがフットポンプを使用しないのはなぜ？
	150	フットポンプとカーフポンプの効果の差は？ 弾性ストッキングとフットポンプは同時に着用すべき？ 片方あれば十分？
	151	術後弾性ストッキングとフットポンプは健肢につける？ 患肢につける？ 両側につける？
	152	下肢の骨折において腫脹軽減予防で弾性包帯を外側から内側へ巻くのは意味があるのか？
	153	弾性ストッキングと弾性包帯の使用効果の差は？
	154	下腿が腫れているとき、弾性ストッキングは着用してはいけない？
	155	膝までの弾性ストッキングと大腿までの使用の違いは？（当院では骨盤骨切り術は膝まで、THA・TKAは大腿までを使用）
	156	弾性ストッキングの着用で、術後の腫脹によって大腿部に食い込んでいることがある。血栓の原因にならない？
Chapter 13	157	弾性ストッキングの装着期間はいつまで？
	158	弾性ストッキングは、同じものを使用しつづけて良い？ また、弾性ストッキングは洗うと生地が伸びて効果がないといわれるが、使用期限などはある？
	159	静脈瘤のある患者さんへの弾性ストッキングの使用は行って良い？
	160	ヒラメ静脈などにDVTが見つかった場合、弾性ストッキングの着用は行うべき？
	161	術後、PTEを起こした患者さんについて、無事退院したものの、弾性ストッキングは着用したままだった。これからもずっと履き続けないといけない？
	162	術後の創周囲の腫れはいつごろまであるのが正常？ 感染による腫れとの見分け方は？
	163	術前やそれ以外のときに使用する薬剤に違いはある？ 術前の消毒のエビデンスは？
	164	人工物を入れる手術の際、手術開始の30分前に病棟で患肢をイソジン®消毒をし、滅菌シーツで保護して手術室へ送っている。効果はあるの？
	165	人工関節置換術後の感染予防のため、温めないよう指導すると学んだが、年数を経過してもリスクは不変なのか？
Chapter 14	166	インプラントを留置した場合、留置しない場合、それぞれの観察期間はどれくらい？
	167	創部への消毒を毎日行う医師と、創部への消毒を毎日行わない医師がいる。どちらが正しいの？
	168	手術室入室時に履き物を替える必要はある？
	169	傷が治る過程について教えて
	170	術後、創部の被覆材に浸出液が付いていても積極的に交換しないのはなぜ？
	171	術後、浸出液が少ないときはどのようなものを創部に貼付すべき？ また毎日のドレッシング交換は必要？
	172	ステリストリップ™テープはいつ剥すのが良い？
	173	糖尿病患者さんは傷が治りにくいといわれる理由は？
	174	自己血採血にかかる時間について適切な採血時間はある？
	175	日赤血の場合はそのまま使用するが、自己血は加温してから返血する？
Chapter 15	176	自己血の滴下スピードの基準はある？
	177	貯血式自己血輸血か回収式自己血輸血かを決める基準はある？
	178	THAやTKAの患者さんはほぼ自己血輸血を行っているが、必要なの？
	179	輸血時、濾過筒を血液で満たしている。日本赤十字社の取り扱いにはそのように記載されていないのでは？

Chapter 1

第 **1** 章

脊椎全般

Chapter 1 脊椎全般

病態・治療

社会医療法人みゆき会みゆき会病院 病院長 武井 寛

001 硬膜外ブロックを施行した当日は入浴は禁忌？

Evidence level
① エビデンスに基づく回答

サマリー

ブロック実施時の清潔操作がしっかりしていれば入浴は可能です。

≡ 感染対策がしっかりなされていれば入浴は可能

　場所は異なりますが、関節注射で関節内に感染が生じる確率は0.002〜0.037％などと報告されています[1]。感染の主たる原因は注射実施時の清潔操作にあるようです。患者さんの皮膚常在菌のみならず、実施医師の口腔・鼻腔や、介助者の手掌に存在する細菌が起因菌として認められています[1]。また、膝関節内への注射後でも、入浴による水圧で細菌が関節内に押し込まれることはないといわれています[2,3]。

　硬膜外ブロックに使用される針は関節注射に使用される針よりは太いものですが（図1）、皮膚表面から硬膜外腔までの距離は長いので（図2）、ブロック後であっても通常は入浴可能と考えます。しかし、棘突起が浮き出るようにやせている患者さんで、硬膜穿刺によって髄液漏を生じてしまったような際には、念のため24時間程度は入浴を控えたほうが無難でしょう。

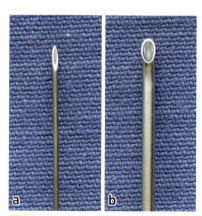

図1 関節注射と硬膜外ブロックに使用する針

a：23G針、針の直径は0.6414mm。
b：17G硬膜外針、外套の直径は1.473mm。

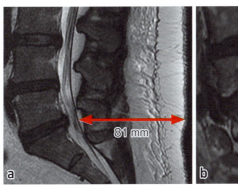
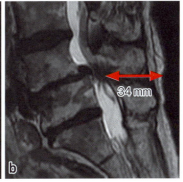

図2 体表から硬膜外腔までの距離（L4/5）
a：身長153 cm、体重102 kgの女性。距離は81 mm。
b：身長163 cm、体重52 kgの男性。距離は34 mm。

参考・引用文献
1) 井尻慎一郎. 22万回の関節内注射後の感染率とその対応. 日本臨床整形外科医会会誌. 40(1), 2015, 1-11.
2) 鈴木拓ほか. 臨床経験：関節内注射後当日入浴の安全性の検討. 臨床整形外科. 51(7), 2016, 665-8.
3) 夏井睦. 創傷治療の常識非常識：[消毒とガーゼ]撲滅宣言. 東京, 三輪書店, 2004, 38-9.

002 術後のしびれがある患者さんにステロイド注射をすることがあるのはなぜ？

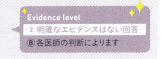

Evidence level
② 明確なエビデンスはない回答
Ⓑ 各医師の判断によります

サマリー

ステロイドには神経組織の炎症を抑える作用がありますが、術後のしびれに対する効果は明らかではありません。

ステロイド注射は局所炎症の強いときに

　脊椎の手術は、より症状が軽いうち、より発症からの経過が短いうち、そしてより若いうちに手術を受けるほうが術後成績を良くすることが知られています[1]。脊髄や馬尾は術前にそれなりの期間、圧迫を受け続けているので、手術でその圧迫が解除されても、神経組織にダメージが残ることがあります（図1a、b）。また、術前の圧迫や手術の影響で、神経組織の周囲には多かれ少なかれ炎症が生じます（図1c、d）。ステロイ

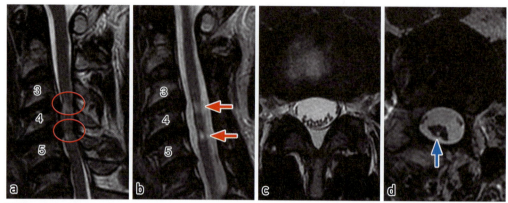

図1　術前・術後のMRI
a：頚椎症性脊髄症。C3/4, 4/5で脊髄が圧迫されています。同部では脊髄内に高信号領域が認められます。
b：椎弓形成術後。脊髄の圧迫は解除されていますが、脊髄内の高信号領域（脊髄の変性）が残存しています（➡）。
c：正常なL4/5のMRI。
d：腰部脊柱管狭窄症に対する除圧術後。脊柱管は拡大していますが、馬尾の癒着（炎症の名残）が認められます（➡）。

ドは抗炎症作用や神経組織の保護作用をもつので、術後に残った症状に対して使用されることがあります。しかし、術後のしびれに対するステロイドの効果には明らかなエビデンスはありません。理論的には効果があっても良さそうですが、しびれの原因は炎症だけとは限りません。ステロイドには易感染などの副作用もあるので、局所の炎症が強いと判断されたときにのみ使用するのが良いでしょう。

参考・引用文献
1）武井寛ほか．低い術前JOAスコア：高齢および長い罹病期間は頚椎拡大術の成績を悪くする．臨床整形外科．41(10), 2006, 1049-55.

003 脊椎の手術で術後の安静度が医師によって違うのはなぜ？

Evidence level
2 明確なエビデンスはない回答
Ⓐ症例の状態によって異なります
Ⓑ各医師の判断によります
Ⓒ施設の方針によって異なります

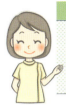

サマリー

患者さんの骨粗鬆症（こつそしょうしょう）の程度や、どのような手術を行ったかによって安静度は異なります。術者の経験や術中の感触でもかわります。

安静度は患者さんの状態で決まる

頚椎の除圧術である脊柱管拡大術[1]（図1）では、その術式が開発された当初、拡大した椎弓がしっかりと骨癒合を獲得することを目的に、1カ月程度の床上安静と3～6カ月間の頚椎外固定が推奨されていました。しかし、さまざまな試行を経て、今では術後翌日から離床が許可され、外固定をしない施設さえあります。

一方、脊椎固定術には金属のインストゥルメントを用います。骨粗鬆症が進んでいる症例に早期に負荷をかけると、インストゥルメントがゆるんでしまいます。また、金属の強さに骨が負けて骨折を起こすこともあります。そういう経験をもとに術式も後療法も変化してきました（図2）。

これとは別に、高齢患者さんでは術後せん妄を防ぐため、なるべく早期に離床を図りたいところです。

以上のように、術後の安静度は年齢や骨粗鬆症など患者さん側の要因と、術者の経験や術中のスクリューの固定の程度などの感触によってもかわるので、統一された基準をつくるのはむずかしいといえます。

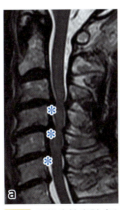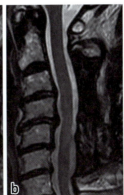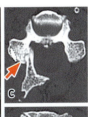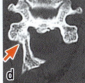

図1 頚椎症性脊髄症と椎弓形成術（片開き式脊柱管拡大術）
a：術前MRI。脊髄の圧迫（＊）を複数箇所に認めます。
b：片開き式脊柱管拡大術後1年時MRI。脊髄の圧迫が解除されています。
c：術後1年時CT C5。
d：術後1年時CT C6。C5/6ともに、片開きを行ったヒンジ側の椎弓は骨癒合を獲得しています（→）。

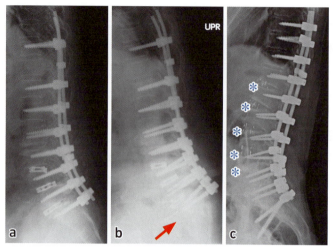

図2 成人脊柱変形に対する矯正固定術
a：T9から仙骨までの矯正固定を行った手術直後。
b：同術後1カ月目。仙骨骨折が生じています（→）。
c：最近の術式。前方椎体固定を多用し（＊）、腸骨まで固定しています。

参考・引用文献
1）平林洌．頸髄症に対する後方除圧法としての片開き式頸部脊柱管拡大術について．手術．32(11)，1978，1159-63.

 004　脊椎の前方法と後方法の選択基準は？

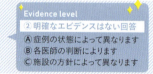
Evidence level
②明確なエビデンスはない回答
Ⓐ症例の状態によって異なります
Ⓑ各医師の判断によります
Ⓒ施設の方針によって異なります

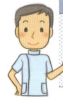

サマリー

おもな病態がどこにあるのかで決まりますが、術者の得手・不得手によっても変わります。

病態や術者の力量で決定される

　頸椎椎間板ヘルニアのように脊髄の圧迫が脊髄前方にあり、しかもヘルニアの部位が1～2椎間であれば前方除圧固定術が選択されます（図1）。反対に脊髄の圧迫が多部位に及ぶような場合は、後方から複数椎間を同時に除圧する方法が選択されます

（003の図1参照）。また、局所を安定させるため、脊柱前方により大きな支えを挿入する必要がある場合も、前方アプローチを選択したほうが神経組織は安全です（図2）。しかし、術者によって両アプローチの経験の差や得手・不得手があります。そのようなことを総合して、最終的な術式が決定されています。

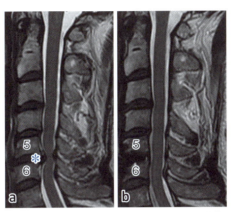

図1　頚椎椎間板ヘルニアに対する前方固定術
a：C5/6の椎間板ヘルニア（＊）。
b：前方固定術後。脊髄の圧迫が解除されています。

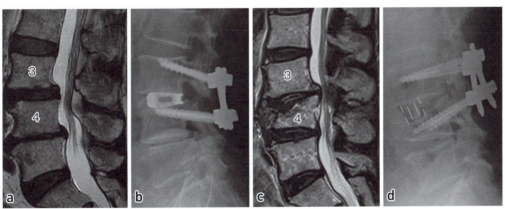

図2　腰椎病変に対する前方法と後方法
a：第3腰椎すべり症を伴ったL3/4の脊柱管狭窄症（MRI T2強調像）。
b：後方椎体固定術後。
c：第4腰椎椎体骨折にともなう椎体変形によるL3/4の脊柱管狭窄症。
d：椎体の変形を補うため、前方から大きな椎体間ケージを挿入し、経皮的椎弓根スクリューによる固定術後。

005 術後にできた血腫が吸収されないのはどんなとき？

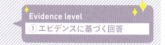
Evidence level
①エビデンスに基づく回答

サマリー

肥満で術後に高血圧が持続する場合、麻痺を生じるほどの血腫が形成されやすいようです。

術後の高血圧が血腫の原因に

術後には多かれ少なかれ創内に血腫が生じます。通常は手術で改善した脳脊髄液の流れによる硬膜内の圧力が創内の圧力に勝るので、術後の硬膜管は拡大して血腫は吸収されます。問題となるのは多くの場合、動脈性の出血です。手術で生じた狭いスペースに動脈性の出血が生じると、サクションドレーンが入っていても排液が追いつかず、大きな血腫ができて神経組織が圧迫されて麻痺が生じてしまうことがあります（図1）。

この原因としては、術後の高血圧と肥満が挙げられています[1]。抜管後の血圧と、帰室後の収縮期血圧に50 mmHg以上の差がある場合は要注意です。

また、血腫による神経組織の圧迫自体も痛みとともに血圧を上昇させますが、手術部位の痛みも血圧を上昇させる大きな要因になります。

術後の痛みや血圧の上昇に対しては、術前から患者さんの受ける手術の既往歴に応じて、その対策を十分に考えておくことをおすすめします。術前に抗血小板薬や抗凝固薬を服用

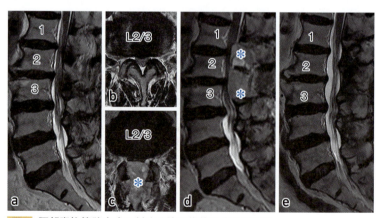

図1 腰部脊柱管狭窄症に対する除圧術後に生じた血腫
a：術前MRI。L1/2またL2/3で馬尾の圧迫を認めます。
b：術前MRI横断像。L2/3で脊柱管が狭窄しています。
c、d：術後3時間のMRI像。血腫（＊）によって、馬尾が術前よりも著しく圧迫されています。
e：血腫除去術後3カ月。血腫は消失し、脊柱管は開放されています。

していた患者さんでは血腫形成のリスクが高まるので、術後の鎮痛や血圧コントロールにはとくに気を配る必要があります。

参考・引用文献
1) Yamada, K. et al. Large increase in blood pressure after extubation and high body mass index elevate the risk of spinal epidural hematoma after spinal surgery. Spine. 40(13), 2015, 1046-52.

006 術後、手足の動きを確認する際、麻酔のせいで動きにくいのか血腫形成のためかで悩む。判別の方法は？

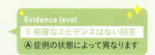

Evidence level
2 明確なエビデンスはない回答
Ⓐ 症例の状態によって異なります

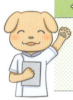

サマリー
手術部位のほか、血圧や痛みの程度、また現在使用中の薬などの情報を連動させて観察し、判別しましょう。

判別材料を頭に入れておく

まず手術部位から考えます。血腫によって神経組織が圧迫されると、ほとんどの場合、痛みが発生します。手術部位とその末梢に強い痛みとしびれが現れ、後を追って麻痺が発生します。胸腰椎部の血腫では、下肢に症状が現れても上肢には問題がないはずです。また、頚椎部の血腫では通常先に上肢に症状が現れます。前項で述べたように、この際の血圧は手術終了時よりもかなり高くなっているのが普通です。血圧上昇によって血腫ができているかもしれません。全身麻酔中にBISモニターを使用していれば、麻酔終了時における意識レベルの判定は容易です。術後の鎮痛のために、持続硬膜外ブロックもよく用いられますが、その際局所麻酔薬を使用していると硬膜外麻酔となって筋力低下をきたすことがあります。また、鎮痛のために用いる麻薬の副作用を減じるためにドロペリドールが使われますが、この副作用で錐体外路症状としての運動障害が発生することもあります[1]。現在どんな薬剤が使用されていて、それにはどのような症状を起こす可能性があるのか、ということも血腫かどうかを判別するために把握しておいてください。

参考・引用文献
1) 岩崎聖ほか. 側弯症術後, ドロペリドールの持続硬膜外投与によって急性ジストニアを生じた一例. 東北整形災害外科学会雑誌. 56(1), 2013, 143-5.

007 脊椎術後に脳脊髄液が漏れ出たとき、ドレーンの吸引はどうしたら良い？

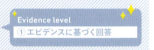
Evidence level
1 エビデンスに基づく回答

サマリー
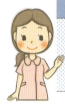
脳脊髄液を吸引し続けると、低髄液圧から脳梗塞や脳出血を引き起こす危険があります。少なくとも圧をかけて引くのは止めましょう。

髄液漏があれば吸引は止める

　急激に脳脊髄液が低下すると脳梗塞や脳出血を生じることがあります[1]（図1）。ドレーン中に明らかな髄液漏を認めたら、少なくとも圧力をかけて吸引するのは止めるべきです。髄液漏を認めるということは創内とドレーン内の交通が良好であるともいえるので、まずは吸引圧を解除してください。髄液漏と血腫による神経組織の圧迫が同時に

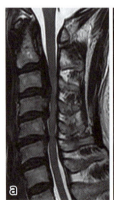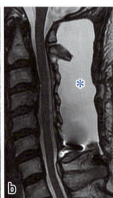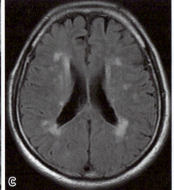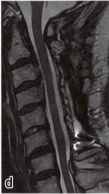

図1 髄液漏にともなう脳浮腫と脳梗塞
a：頚椎後縦靱帯骨化症の術前MRI像。
b：術後12時間の頚椎MRI像。頚椎後方に大きな髄液の貯留（＊）を認めます。
c：髄液漏とともにけいれんを生じたために撮影した脳CT像。脳の浮腫と散発する脳梗塞像を認めます。
d：術後5年時のMRI像。髄液漏は消失しています。

起きることはまれです。

　少し経過をみた後、純血液性の排液が認められなければ、ドレーン自体を抜去してしまうことが普通です。創内に漏れ出た髄液は、多くの場合、自然に吸収されてしまいます。

参考・引用文献
1) 田中哲也ほか. 腰椎手術後に頭蓋内出血を生じた1例. 整形外科と災害外科. 57(4), 2008, 563-6.

008 おもな脊椎術後の抗菌薬投与の期間は？

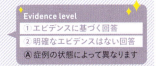

Evidence level
① エビデンスに基づく回答
② 明確なエビデンスはない回答
Ⓐ 症例の状態によって異なります

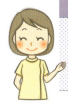

サマリー
インストゥルメンテーションを使用しない場合には術後24時間まで、使用した場合には48時間までと推奨されています。

インストゥルメンテーションを使ったか、感染リスクが高いかで決まる

　日本化学療法学会・日本外科感染症学会の『術後感染予防抗菌薬適正使用のための実践ガイドライン』によれば、推奨される術前術後の抗菌薬は手術部位の常在細菌叢に抗菌活性をもつセフェム系第一世代のセファゾリン（CEZ）であり、投与期間はインストゥルメンテーションを使用しない脊椎手術の場合には術後24時間まで、使用した場合には48時間まで、とされています。

　ただし、感染のリスクが高いとされる症例（**表1**）では、投与期間の延長が望ましいとされています。その際の延長期間に一定の見解はありません。発熱の有無や創の状態、また血液検査でのCRP値や白血球数といった実際の患者の状態をみながら、それぞれの主治医が決定しているのが実情です。

表1 代表的な術後感染高リスク因子
① 糖尿病
② 長時間手術
③ 肥満（BMI ≧ 25）
④ 術後高血糖（> 200 mg/dL）
⑤ 術中低体温（< 36℃）
⑥ 緊急手術
⑦ ステロイド・免疫抑制薬の使用
⑧ 術野に対する術前放射線照射
⑨ 高齢者

Chapter 1　脊椎全般

術後管理・看護

住友病院整形外科 副医長　藤森孝人

009 脊椎術後のシャワー浴でシャワー中もコルセット着用の指示があるが、なぜ？

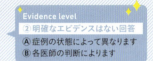

Evidence level
②明確なエビデンスはない回答
Ⓐ症例の状態によって異なります
Ⓑ各医師の判断によります

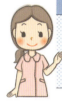

サマリー

コルセット着用については明確なエビデンスはありません。個々の症例の脊椎の安定性に応じて、担当医が判断していると考えられます。

コルセット着用の意義

　最近は、椎弓根スクリューとロッドなどで強固な初期固定が可能であるため、一般的な腰椎の固定術ではコルセットなどの必要性は低下していると思われます[1]。しかし、実際には慣習的にコルセットを使用している施設が多いと思います。当院でも単椎間の腰椎固定術の場合、軟性コルセット（ダーメンコルセット）を約3カ月使用していますが、臥床時や、シャワー中は着用していません。

　他方、超高齢化に伴い、骨脆弱性をともなう高齢患者さんに手術を行うことも増えていると思われます。骨粗鬆症患者さんの骨折偽関節に対する手術では、スクリューやロッドなどで固定しても、土台の骨が弱いため強固な初期固定が得られないことがあります。また、うまく固定できた場合でも、固定された部位がそのほかの脊椎の部位よりも、相対的にかたくなってしまうため、固定した隣の骨が骨折することがあります（隣接椎体骨折）。このようなケースでは硬性コルセットを使用し、起床前やシャワー時などにも着用を指示することがあります。

参考・引用文献
1) 藤原啓恭ほか. 2椎間以下のPLIF術後の装具療法は簡略化が可能である：JOABPEQを用いた検討. Journal of Spine Research. 7(3), 2016, 614.

Q10 脊椎術後は、いつ離床するのが一般的？

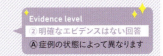

サマリー

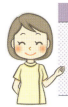

手術翌日に離床する場合が多いと思われます。大きな手術や、合併症が生じた場合、翌々日もしくはそれ以降になることがあります。

脊椎術後の離床までの期間について詳細に調べた文献はありません。術後の在院日数は短縮される方向にあり、手術翌日に離床を開始することがもっとも多いと思われます。

Q11 脊椎術後、ドレーン流出量はなにを目安にすれば良い？ 術中の出血量が少なければドレーン流出量も少なくなる？

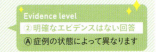

サマリー

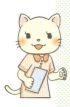

ドレーン流出量は、手術術式によっても大きく変わります。一般的に術中の出血量が少なければ、術後の出血量も少なくなる傾向はあるといえます。
術後管理が心配なときは、病棟帰室時にどの程度までの出血なら様子観察で良いかを医師に確認しましょう。

脊椎手術における出血

脊椎手術におけるおもな出血源は、①硬膜外静脈叢、②骨切除部、③筋肉などの軟部組織が挙げられます。

出血量に関連する因子としては、①手術範囲（多椎間＞1椎間）、②固定術の有無（固定術＞除圧術）、③手術アプローチ（後方手術＞前方手術）などが挙げられます。

手術当日〜翌日にかけての想定される術後出血量は、腰椎椎間板ヘルニアなどの場合、100 mL 以下、頸椎椎弓形成術では 100 〜 300 mL 程度と思われます。
　一方、腰椎椎体間固定術（PLIF）では、300 〜 600 mL 出血することもあります。また、転移性脊椎腫瘍に対する手術や脊柱変形などに対する矯正術や骨切り術では、500 〜 1,000 mL の術後出血をする可能性もあります。
　出血量だけでなく、排液の性状にも気を配る必要があります。薄血性で、血清分離している場合は、止血されつつあることがわかりますが、濃血性が 100 mL/時間以上で継続する場合は活動性の出血を疑います。逆に急に排液が減った場合は、ドレーンの閉塞を疑い、創部からの出血がないか、血腫による神経の麻痺がないかを確認する必要があります。
　漿液性の場合は、髄液漏を疑う必要があります。

Q12 ベッド上で臥床していると椎間板の圧が下がると聞くが、一方で長時間の臥床は褥瘡リスクが高まる。腰椎椎間板ヘルニアの患者さんに対してどのようにバランスをとれば良い？ また、側臥位、長座位のときの圧はどのように変わる？

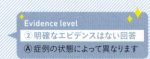
Evidence level
②明確なエビデンスはない回答
Ⓐ症例の状態によって異なります

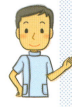

サマリー
臥床によって椎間板圧は下がります。しかし、耐えがたい疼痛、徒手筋力テストで 3 以下、膀胱直腸障害などの重篤な麻痺がないかぎり、腰椎椎間板ヘルニアの患者さんに臥床を強制する必要はありません。患者さんにとって楽な姿勢をとってもらえば良いでしょう。

臥床にこだわらず楽な姿勢を

　質問のように椎間板内圧は仰臥位でもっとも下がります。側臥位では立位の 75％、座位では 140％ の圧になるとされています（図1）。

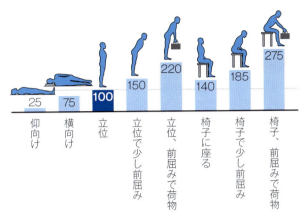

図1 姿勢による椎間板内圧の変化
（Nachemson, A. et al. In vivo measurements of intradiscal pressure. discometry, a method for the determination of pressure in the lower lumbar discs. J Bone Joint Surg Am. 46, 1964, 1077-92 より引用）

しかし、腰椎椎間板ヘルニアの場合、仰臥位で神経根が伸展されて痛みを誘発することもあるため、腰椎を屈曲させた姿勢を好む患者さんもいます。また、まれに座位のほうが痛みが少ない人もいます。患者さんにとって楽な姿勢をとってもらえば良いでしょう。

013 脊椎術後の術後創部のガーゼ交換の回数やドレッシング材はどのようなものを使用する？

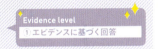

サマリー

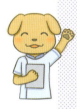

適度な湿潤環境を保ちながら浸出液を吸収できる機能をもつ、ポリウレタンフォームやハイドロコロイドを使用したドレッシング材の使用が一般的になってきています。交換回数は創の状態によって変わります。浸出液がなければ、数日〜1週間での交換で良いとされますが、浸出液があふれ密閉が保てない状態であれば、早期の交換が必要です。

CDC（米国疾病予防管理センター）のガイドライン[1]によると、術後48時間の湿潤環境を保つことが創傷治癒の促進と手術部位感染（surgical site infection：SSI）の予

防につながるとされています。

　従来は、ガーゼ保護＋毎日交換という施設もありましたが、創傷治癒に関する知識が広まるにつれドレッシング材の使用が増え、交換回数の頻度は減少してきています。

　さらにCDCのガイドラインによれば48時間で創は閉鎖するため、以後の創保護は不要とする報告もあります。しかし、日本の整形外科領域では、まだ一般的ではありません。

　当院では手術室で吸収パッド付きポリウレタンフィルム（オプサイト®）を貼り、ドレーン抜去もしくは術後3〜4日目で透明フィルムに変更し、創汚染がない場合はそのまま抜糸（抜鉤、皮膚接合用テープ除去）まで貼付しています。以下に各種ドレッシング材の利点・欠点を挙げます。

ガーゼ

　利点：大きさや厚みを調整できるため、浸出液が多量に出るときには有効です。テープなどで圧迫することで、止血や髄液漏の防止に使用することもできます。

　欠点：固定のテープなどが必要で作業が煩雑です。防水機能がないため、密閉するにはフィルム材などを貼る必要があります。剥がさないと創部の観察ができません。

ポリウレタンフォーム　（オプサイト® Post-Op ビジブル、テガダーム™ フォーム）、ハイドロコロイド　（カラヤヘッシブ®）

　利点：適度な湿潤を保ち、浸出液を中等量吸収できます。利便性がよいです。

　欠点：透明タイプでないと創部の観察ができません。ややコスト高。

ポリウレタンフィルム：吸収パッド付きとなしがある
（オプサイト®、テガダーム™、パーミエイド®）

　利点：吸収パッドなしでは創部の観察ができます。コスト安。

　欠点：浸出液の吸収量は少なめです。

参考・引用文献

1）日本整形外科学会ほか監. 骨・関節術後感染予防ガイドライン2015. 改訂第2版. 東京, 南江堂, 2015, 134p.

Chapter 2

第 2 章

頚椎

Chapter 2 頚椎

病態・治療

高知医療センター整形外科 部長 **時岡孝光**
高知医療センター整形外科 副医長 **多田圭太郎**

014 頚椎のブロック注射をしない施設があるのはなぜ？

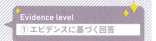
Evidence level
①エビデンスに基づく回答

サマリー

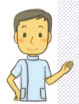

頚椎ブロック注射は、副作用が重篤となる可能性があるため行わない施設もあります。
副作用としては、局所麻酔薬の血管内や、くも膜下（脊髄の周り）への注入で、意識レベルの低下や呼吸機能の低下を起こすことがあります。
また、頚椎神経根の周りにある横隔神経・反回神経を麻痺させることによって、呼吸機能の低下、声帯麻痺・嗄声（声が出にくくなる、声がかすれる）になることがあります[1]。

頚椎椎間板ヘルニア（**図1**）があると、首や肩、腕に痛みやしびれが出たりします。神経根が脊髄から枝分かれして頚椎の隙間から出ていき、圧迫されることによる症状です。箸が使いにくくなり、ボタンもかけられなくなることもあります。

痛みで仕事や眠ることができなくなり、薬で抑えることが難しいときに、頚椎ブロック注射（**図2**）を行うことがあります。神経根の周りに局所麻酔薬（キシロカインなど）や抗炎症薬（ステロイド）を注射して感覚神経を麻痺させたり、神経の炎症を抑えることによって痛みを和らげる処置です。ただし、頚の深い部分への注射のため、X線を使用しながら透視室で行います。

それでも、腰椎椎間板ヘルニアに対するブロック注射と異なり、副作用がより重篤となる可能性があります（**表1**）。そのため行わない施設もあるのです。

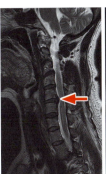 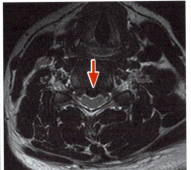 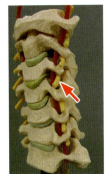

図1 頚椎椎間板ヘルニア（MRI T2画像）
赤い矢印の先にあるのが椎間板ヘルニアです。

図2 頚椎神経根ブロック
頚椎模型と針（➡）の関係。矢印の先の黄色い枝が神経根（神経が脊髄から枝分かれして外に出てくる根元）ですぐ近くには、赤い枝の椎骨動脈が見えます。

表1 頚椎ブロック注射の副作用

頚椎ブロック注射	副作用
血管内（椎骨動脈）への注入	意識障害
くも膜下への注入	呼吸停止・意識障害
頚椎神経根・頚神経叢の周りにある横隔神経・反回神経を麻痺	声帯麻痺・嗄声

参考・引用文献

1) Pandit, JJ. et al. Superficial or deep cervical plexus block for carotid endarterectomy: a systematic review of complications. Br J Anaesth. 99(2), 2007, 159-69.

---

015 頚髄損傷の患者さんに対するステロイド投与はどのような効果が期待されているの？

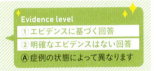

サマリー

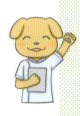

ステロイドは免疫抑制薬で、炎症を抑える作用があります。傷がついた頚髄に強い化学反応が起きたり、腫れたりするのを、ステロイドを投与することで、抑えることができます。
しかし、ステロイドを大量に使用すると、同時に感染、消化性潰瘍、高血糖などの強い副作用が起きます。

頚髄損傷は、直接の外力で首の骨を骨折するなどして起こります。頚髄は傷がつく

ことによって腫れたり、化学反応でさらに神経が弱っていきます。頚髄損傷の急性期にステロイドを大量に投与することは、その後の腫れや化学反応を起きにくくします。

ステロイド大量投与療法では、例えば体重が50 kgの人なら、7,700 mgくらいのステロイドを1日で注射投与します。非常に大量のため、良いことばかりでなく、副作用が多く報告されています（**表1**）。そのため現在、大量ステロイドを使用する施設は、少なくなっています[1]。腫れ防止のために、少量のステロイドを使用している施設はあります。

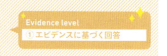

表1 ステロイドの副作用
- 感染（とくに肺炎）
- 消化性潰瘍（胃十二指腸潰瘍など）
- 高血糖
- 傷の治りの遅れ
- 肺血栓塞栓症
- 大腿骨頭壊死

参考・引用文献
1) 飯本誠治ほか．脊髄損傷に対するステロイド大量療法への警告：単一施設100名以上を対象とした急性期合併症から．日本脊椎脊髄病学会雑誌．19(2)，2008，207．

016 頚椎手術での椎弓形成術と椎弓切除術の適応の違いは？

Evidence level
1) エビデンスに基づく回答

頚椎の狭窄症に対して、狭くなった脊柱管を広げて圧を逃がす除圧手術をするとき、後方（背中側）からの手術方法として、椎弓形成術（**図1**）と椎弓切除術（**図2**）があります。

椎弓形成術は、脊椎の後ろの骨を残しながら、ドアを開くような形にする手術で、椎弓切除術は文字どおり、骨を切除、つまり削って取ってしまう手術です。

もともと、首の骨（頚椎）は7つあり、重なり合い、靭帯と筋肉でつながり支えられています。前側（腹側）に膨らむカーブ（前弯）がついています。

骨を削って取ってしまう椎弓切除術を広い範囲に行ってしまうと、骨と靭帯などのカーブを安定させる組織がなくなり、頭が前に倒れてしまい後ろが膨らむカーブ（後弯）になってしまいます（**図3**）[1]。後弯変形は、頚椎の狭窄症を起こしやすくなり、上肢のしびれや歩行障害が出現する原因となります。

一方、椎弓形成術は後方の骨と靭帯組織が温存され、後弯変形を起こしにくいので

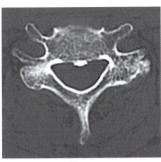

正常　Ax　　　　　両開き椎弓形成術　Ax

図1 椎弓形成術

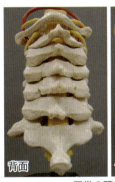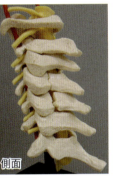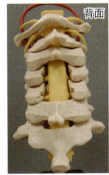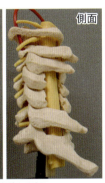

背面　　側面　　　　　　　　背面　　側面

正常の頚椎モデル　　　　　椎弓切除術後モデル

図2 椎弓切除術

す。

　そのため、椎弓切除術は1～2椎間の狭い範囲に病変が認められる場合、狭窄の程度が強い場合に選択され、形成術は広い範囲に病変がいたる場合に施行されるのです。

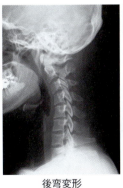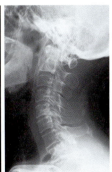

後弯変形　　　　　　正常の前弯

図3 後弯変形

参考・引用文献
1) Sim, FH. Swan-neck deformity following extensive cervical laminectomy. A review of twenty-one cases. J Bone Joint Surg Am. 56(3), 1974, 564-80.

017 ミエログラフィー後の安静度の指示は、どうして決まる？

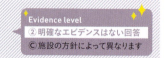

Evidence level
②明確なエビデンスはない回答
ⓒ施設の方針によって異なります

> **サマリー**
>
> ミエログラフィーは脊髄造影法ともいわれ、X線透視室で、腰の背側正中から細い針を刺し、脊髄の入っている硬膜で囲まれた長い袋の中に造影剤を注入して行います。脊髄の周りが狭くなっていないか、神経の束が圧迫されていないかを調べる検査です。脊髄周囲は、脳ともつながっていて、造影剤による中枢神経への副作用のため、以前から頭痛や悪心を起こす患者さんがいました。そのため、検査後はギャッチアップし、頭蓋内に造影剤が入らないようにしました。しかし、現在では造影剤も副作用が起きにくいものへと変わってきています。また、頭を上げることで、頭痛が起こることもあります。そのため、ギャッチアップせずに、普通の枕を使用し、床上で安静にする施設もあります。

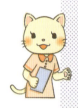

　ミエログラフィー後の安静度は、副作用を予防する程度によって決まります。ただし施設ごとに異なることがあります（図1）。

　検査後は、ストレッチャーで帰室し、まずは床上安静となります。トイレへの歩行のみ許可する施設があります。施設によっては、帰室後10～60°までの幅はありますが、通常の枕でのギャッチアップをしています。また、翌日朝からは、院内フリーとなり、退院します。

　ギャッチアップや立位によって頭痛が誘発される場合は、低脊髄圧症候群の可能性があります。低脊髄圧症候群とは、検査のときに背中から入れて抜いた針の孔から髄液が漏れることで、頭の中の圧が下がり頭痛が起こることです。寝ているときには頭痛が治まり、起きると頭痛がします。その場合は、床上で安静にします。症状が強いときは点滴が追加となります。しかし、背中から刺す針も非常に細いものを使用するため、大量の髄液が漏れたりすることはほとんどありません。

　低脊髄圧症候群を予防する目的で、検査後は床上安静とし、トイレ移動も車椅子とな

る施設もあります。

　下肢のしびれや痛みの強い患者に対してX線透視室で、ミエログラフィー後に神経根ブロックを同時に行うこともありますが、同時に運動神経が麻痺し下肢が動かしにくくなることがあり、この場合、転倒の危険性があるので、注意しましょう。そのようなときは車椅子でトイレに行くのが安全でしょう。

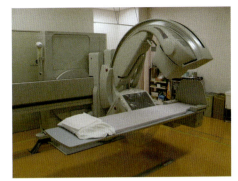

図1　ミエログラフィーを行うX線透視室

　また、ミエログラフィーは造影剤アレルギーや頭痛、悪心・嘔吐、硬膜外血腫などが起こる可能性もあり、入院での検査となっている施設がほとんどです。

018 なぜ現在ミエログラフィーはあまり行われなくなった？

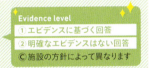

サマリー

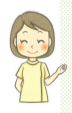

ミエログラフィーは造影剤を注入して行うため、副作用が起きる可能性があります（前項 017 参照）。これに対しMRIは身体への侵襲がなくミエログラフィーと同じように脊柱管狭窄や椎間板ヘルニアが診断できます。そのため、ミエログラフィーをすべての患者さんに行わない施設もあります。

MRIを選択する理由は？

- 針で刺さないので痛くありません。
- 感染症になりません。
- ミエログラフィーとは違い入院が必要ありません。
- 『腰椎椎間板ヘルニア診療ガイドライン』によると、ミエログラフィーは必ずしないといけない検査ではなくなりました[1]。

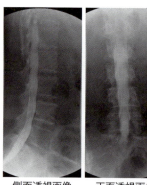

側面透視画像　　正面透視画像

図1 ミエログラフィー
（正常腰椎）

白い縦に流れる太い線が造影剤です。くも膜下（脊髄の通る袋の中）が造影されています。正常のため、狭いところはありません。

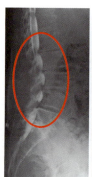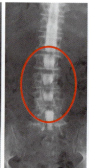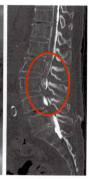

側面透視画像　　正面透視画像　　脊髄造影後CT

図2 ミエログラフィー（腰椎狭窄症）

狭いために造影剤が途切れるように見えます。

ミエログラフィーを選択する理由は？（図1〜3）

- 心臓ペースメーカーや心臓の冠動脈や脳動脈などのステントが体内に入っていて、MRIを撮れない場合に行います[2]。
- 脊椎を曲げたり、伸ばしたりといった動きのあるときだけに狭窄症が生じることがあります。そのような場合、手術方法の選択のため、ミエログラフィーを行っている施設もあります。

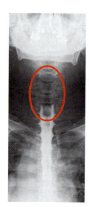

図3 ミエログラフィー
頚椎狭窄症

狭窄があるところで、造影剤がブロックされています。

- 脊髄造影後CTでは、MRIよりも頚髄からの神経の枝（神経根）に対する圧迫が診断しやすいです[3]。
- 手術の前に、頚椎だけでなく胸椎・腰椎の狭窄がないかどうかも診断することができます。時々、無症状の後縦靭帯骨化症や黄色靭帯骨化症などの脊柱管狭窄を起こす病気が隠れていることもあり、ミエログラフィーで見つかることもあります。

ミエログラフィーによって起こる副作用

- 感染
- 頭痛
- 悪心

- 造影剤アレルギー
- 腎機能の悪化
- 被曝（患者さんと検者）

ミエログラフィーを実施する際の重大な注意点

　時々しかミエログラフィーをしない施設では、使用する造影剤に気を付けてください。

　ミエログラフィーをする際はオムニパーク®240、イソビスト®240といった脊髄造影用の造影剤を使用しなければなりません。尿路や消化管用の造影剤を誤って使用すると、死に至ることもあります。

参考・引用文献
1）日本整形外科学会ほか監．腰椎椎間板ヘルニア診療ガイドライン．改訂第2版．東京，南江堂，2011，44．
2）日本整形外科学会ほか監．腰部脊柱管狭窄症診療ガイドライン2011．東京，南江堂，2011，27-8．
3）日本整形外科学会ほか監．頚椎症性脊髄症診療ガイドライン2015．改訂第2版．東京，南江堂，2015，39-40．

Chapter 2 頚椎

術後管理・看護

関西労災病院整形外科 副部長 **坂浦博伸**

019 頚椎術後の砂嚢固定は必要？

Evidence level
ⓐ 明確なエビデンスはない回答
ⓑ 各医師の判断によります
ⓒ 施設の方針によって異なります

砂嚢の意義

　頚椎の術後早期は除圧・固定した頚椎や傍脊柱筋（ぼうせきちゅうきん）、手術創を安静に保つ必要があります。しかし、術直後は麻酔の覚醒が十分でなく、頚椎を安静に保つ必要性を患者さんが理解できないので、頚椎を過伸展しないよう注意して砂嚢固定を行います（図1）。また超高齢社会を迎え、手術適応が拡大する傾向にあり、頚椎手術を受ける患者さんも年々高齢化しているので、術後せん妄のため頚椎を安静に保てない危険性も増大しています。このことからも、ドレーンを抜去し頚椎カラーを装着するまでは砂嚢固定を行う場合があります。また、砂嚢固定中は耳介や肩の皮膚状態も観察するようにしましょう。

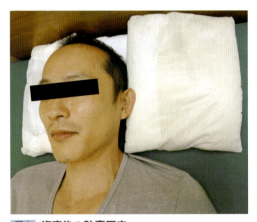

図1 術直後の砂嚢固定
術直後から、ドレーンを抜去し頚椎カラーを装着して離床するまでは、砂嚢固定を行い頚椎の安静を保ちます。

Q20 頚椎術後に過伸展を禁止する理由は？

Evidence level
2 明確なエビデンスはない回答
Ⓓ その他

過伸展の弊害

　術後に頚椎を過伸展すると、椎弓形成術では拡大した椎弓同士が衝突し椎弓やスペーサーが不安定になる危険性や神経根症状（上肢痛や上肢筋力低下）を生じる危険性があります。一方、前方固定術では移植骨の脱転やプレートのスクリューがゆるむ危険性があり、後方固定術ではスクリューやロッドなどのインプラントに過大なストレスがかかる懸念があります。

　したがって術直後だけでなく、頚椎カラーを装着して離床した後も、臥床の際は頚椎を過伸展しないよう十分注意して頚椎中間位から軽度屈曲位にして枕を使用します（図1）。

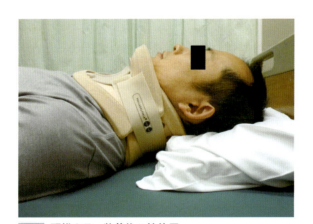

図1　頚椎カラー装着後の枕使用
頚椎を過伸展しないように気を付けて、頚椎中間位から軽度屈曲位で枕を使用します。

Q21 頸椎術後の頸椎カラーの必要性、選択基準と装着期間は？

Evidence level
①エビデンスに基づく回答
②明確なエビデンスはない回答
Ⓐ症例の状態によって異なります
Ⓑ各医師の判断によります
Ⓒ施設の方針によって異なります
Ⓓその他

サマリー

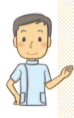

頸椎後方除圧術の術後は頸椎の安静を保ち、創部痛を軽減するため一般的にはソフトカラーを約2週間装着します。一方、頸椎固定術の主目的は固定椎間の骨癒合を得ることであり、移植骨の脱転やスクリュー・プレート・ロッドなどのインプラントがゆるむ危険性もあるので、術後なるべく頸椎を動かさないために一般的にはフィラデルフィアカラーを2～3カ月間装着します。

頸椎カラーの目的

頸椎後方除圧術（椎弓形成術や椎間孔拡大術）では頸椎の安静を保ち、創部痛を軽減するために頸椎カラーを装着します。一方、頸椎固定術（前方固定術、後方固定術、前方後方固定術）の主目的は固定椎間の骨癒合を得ることですので、術後なるべく頸椎を動かさないために頸椎カラー固定を行います。

ソフトカラー

頸椎後方除圧術の術後は頸椎の安静を保ち、創部痛を軽減するため一般的にはソフトカラーを約2週間装着します（**図1**）。この根拠は術後2週間以上カラー固定すると後頸部から肩甲帯部の痛みやコリがかえって治りにくくなり、頸椎可動域も減少するからです[1]。ソフトカラーを外した後は日常生活動作内であれば（過度な屈曲・伸展・側屈・回旋をしなければ）、頸椎を動かしても問題はありません。したがって、施設によっては術直後からまったく頸椎カラーを使用しない施設もあります。

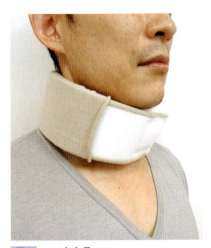

図1　ソフトカラー
頚椎後方除圧術の術後はソフトカラーを約2週間装着します。

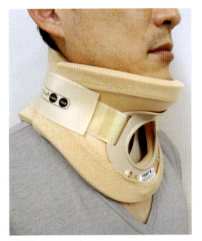

図2　フィラデルフィアカラー
頚椎固定術の術後は一般的にはフィラデルフィアカラーを2～3カ月間装着します。

フィラデルフィアカラー

　一方、頚椎固定術の術後は頭頚部の動きに対してソフトカラーよりも拘束性の強いフィラデルフィアカラーなどを2～3カ月間装着します（**図2**）。頚椎固定術の主目的は固定椎間の骨癒合を得ることであり、移植骨の脱転やスクリュー・プレート・ロッドなどのインプラントがゆるむ危険性があることを患者さんに理解してもらい、カラー固定期間中は極力頚椎を動かさないように指導します。また、患者さんごとに疾患・骨質・固定方法・固定椎間数やインプラントの固定力が異なることから、カラー固定期間も変わるので主治医に十分相談したうえで患者さんに指導しましょう。

参考・引用文献
1）吉田佑一郎ほか．頚椎椎弓形成術後の外固定について．中部日本整形外科災害外科学会誌．50(6), 2007, 1137-8.

022 ハローベスト装着患者さんは、臥床していればベストのベルトを外して清拭しても良い?

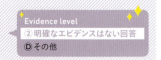

Evidence level
② 明確なエビデンスはない回答
Ⓓ その他

ハローベスト装着の意義

　頚椎の不安定性が強いため、頚椎カラーでは十分に頚椎を固定できない患者さんに対して頚椎カラーよりも強固な固定ができるハローベストを装着します。

　ハローベストは頭部をハローリングで、体幹をベストで固定する創外固定器ですので、創外固定器の重要な固定部位であるベストのベルトを外すことは、四肢の創外固定器の一端を外すことと同じことです。したがって、たとえ患者さんが臥床していても、ベストのベルトを外すことで最適な姿勢で固定されていた頚椎が屈曲・伸展・側屈・回旋・短縮する危険性があります。その結果、前方固定術では移植骨の脱転やプレートのスクリューがゆるむ危険性が、後方固定術ではスクリューやロッドなどのインプラントに過大なストレスがかかる懸念があり、また、頚椎骨折の保存治療中の患者さんでは骨折部が転位する危険性があります。

　そのほか、いったん外したベルトを再固定する際に、強く顎を引いた姿勢で固定すると呼吸困難や嚥下困難を生じることもあるので、たとえ患者さんが臥床していても清拭の際にはハローベストのベルトを外してはいけません。

Q23 頚椎術後の患者さんにどの程度首を動かしても良いかと聞かれた際は、どう答えるべき？

Evidence level
2 明確なエビデンスはない回答
Ⓐ 症例の状態によって異なります
Ⓑ 各医師の判断によります
Ⓓ その他

サマリー

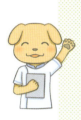

頚椎後方除圧術の術後でソフトカラーを外した後は日常生活動作内であれば、頚椎を動かしても問題はありません。一方、頚椎固定術の主目的は固定椎間の骨癒合を得ることであり、移植骨の脱転やスクリュー・プレート・ロッドなどのインプラントがゆるむ危険性があることを患者さんに理解してもらいます。たとえ頚椎カラーを装着していても、ある程度頚椎は動くので、頚椎カラー固定期間中はなるべく頚椎を動かさないよう指導しましょう。

頚椎後方除圧術術後

　頚椎後方除圧術（椎弓形成術や椎間孔拡大術）の術後は頚椎の安静を保ち、創部痛を軽減するため一般的にソフトカラーを約2週間装着します。ソフトカラーを外した後は日常生活動作内であれば（過度な屈曲・伸展・側屈・回旋をしなければ）、頚椎を動かしても問題はありません。ただし、頚椎を過伸展すると、椎弓形成術の術後では拡大した椎弓同士が衝突し不安定になる危険性や神経根症状（上肢痛や上肢筋力低下）を生じる危険性があるので、この点はしっかりと患者さんに指導しましょう。

頚椎固定術術後

　一方、頚椎固定術（前方固定術や後方固定術）の術後は、頭頚部の動きに対してソフトカラーよりも拘束性の強いフィラデルフィアカラーなどを一般的には2〜3カ月間装着します。頚椎固定術の主目的は固定椎間の骨癒合を得ることであり、前方固定術では移植骨の脱転やプレートのスクリューがゆるむ危険性があります。また、後方固定術ではスクリューやロッドなどのインプラントに過大なストレスがかかる懸念があることを患者さんに理解してもらい、たとえ頚椎カラーを装着していてもある程度頚椎は動いて

しまうので、カラー固定期間中はなるべく頸椎を動かさないよう指導しましょう。

なお、患者さんごとに疾患・骨質・固定方法・固定椎間数やインプラントの固定力が異なり、頸椎カラーの種類や固定期間も変わるので主治医に十分相談したうえで患者さんに指導しましょう。

024 頸椎後方手術後は「創部よりも両肩が痛い」と訴える患者さんが多いのはなぜ？

Evidence level
①エビデンスに基づく回答

サマリー

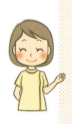

頸椎後方手術後は創部よりも肩の痛みやコリが強く、これは軸性疼痛とよばれます。頸椎には肩甲骨を支える筋肉も付着しているので、座位・立位で上肢が下垂すると肩甲骨が引っ張られることで、肩甲骨を支える筋肉に負荷がかかり、肩の強い痛みやコリを生じると考えられています。離床する際には、歩行可能な患者さんではなるべく肩甲骨を支える筋肉に負荷がかかりにくい歩行器を使用します。肩の痛みやコリが強い場合は、肩甲骨を支える筋肉に負荷がかかる作業療法の運動強度や運動量を調節してもらうことが重要です。

頸椎後方手術後は軸性疼痛に注意

頸椎後方手術後は創部よりも肩甲上部や肩甲間部の痛みやコリが強く、痛みは臥位で軽減し、座位・立位で増強することが特徴で、軸性疼痛とよばれます[1]。頸椎には頭部や頸椎を支える筋肉だけでなく、肩甲骨を支える僧帽筋や大・小菱形筋なども付着しています。座位・立位で重力によって上肢が下垂すると肩甲骨が引っ張られることで、手術で切離された肩甲骨を支える筋肉に負荷がかかり両肩の強い痛みやコリを生じると考えられています[2〜5]。また、頸椎後方手術で手術侵襲が第7頸椎に及ぶと肩甲骨を支える僧帽筋や大・小菱形筋の重要な付着部は第7頸椎にあるため、両肩の痛みやコリが強くなるだけでなく、痛みやコリが長引くことがわかっています[2〜5]。したがって、術後

の両肩の痛みやコリを悪化させないためには、離床する際に歩行可能な患者さんでは上肢を支えることで肩甲骨を支える筋肉に負荷がかかりにくくするため歩行器を使用します。そして、上肢で操作するため肩甲骨を支える筋肉に大きな負荷がかかる車椅子の使用はできれば避けましょう。

　また、術後早期に作業療法をがんばりすぎると肩甲骨を支える筋肉に負荷がかかり、両肩の痛みやコリが悪化します。作業療法後の両肩の痛みやコリの訴えを傾聴し、適宜作業療法の運動強度や運動量を調節してもらうよう指導しましょう。

参考・引用文献

1) Hosono, N. et al. Neck and shoulder pain after laminoplasty. A noticeable complication. Spine(Phila Pa 1976). 21(17), 1996, 1969-73.
2) Hosono, N. et al. C3-6 laminoplasty takes over C3-7 laminoplasty with significantly lower incidence of axial neck pain. Eur Spine J. 15(9), 2006, 1375-9.
3) Sakaura, H. et al. Persistent local pain after posterior spine surgery for thoracic lesions. J Spinal Disord Tech. 20(3), 2007, 226-8.
4) Hosono, N. et al. The source of axial pain after cervical laminoplasty-C7 is more crucial than deep extensor muscles. Spine(Phila Pa 1976). 32(26), 2007, 2985-8.
5) Sakaura, H. et al. Preservation of muscles attached to the C2 and C7 spinous processes rather than subaxial deep extensors reduces adverse effects after cervical laminoplasty. Spine(Phila Pa 1976). 35(16), 2010, E782-6.

Chapter 3

第 **3** 章

腰椎

Chapter 3 腰椎

病態・治療

兵庫医科大学整形外科学教室 講師　圓尾圭史

025 ヘルニアは自然吸収することがあると聞くが、どのようなメカニズムで消退するの？

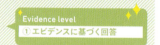
① エビデンスに基づく回答

サマリー

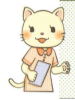

腰椎椎間板ヘルニアはタイプによって自然吸収することが知られています。近年の基礎研究でもそのメカニズムは解明されつつあり、炎症性サイトカインが関与していると報告されています。

腰椎椎間板ヘルニアの治療法とメカニズム

腰椎椎間板ヘルニアの治療は、基本的に保存治療が優先されます。その理由としてヘルニアが縮小したり自然吸収することがあるからです。椎間板ヘルニアは後縦靱帯を穿破していない膨隆型と穿破している脱出型に分けられ、MRIで造影される脱出型では自然吸収する可能性があることが証明されています[1]。

そのメカニズムとして後縦靱帯を穿破したヘルニアが硬膜外腔に脱出すると、血管新生によって炎症が引き起こされ、炎症性サイトカインであるTNF-αの発現が増強されます。また、血管新生作用を有する成長因子やマトリックスメタプロテアーゼ（MMP）などの酵素には髄核を分解・吸収する作用があります。これらの酵素がマクロファージやTNF-αによって誘導され椎間板ヘルニア基質を酵素分解するというのが、ヘルニア塊の退縮機序として推測されています[2,3]。

症例提示

45歳、女性。右下肢の激痛と筋力低下を認め、発症時のMRI（**図1a**）ではL4/5で

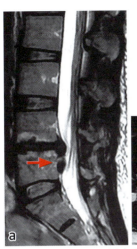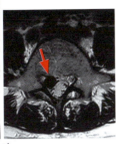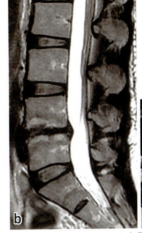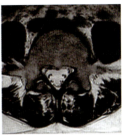

発症時　　　　　　　　　　　　　　4カ月後

図1 腰椎椎間板ヘルニアの自然吸収例（MRI T2強調画像（矢状断像、冠状断像））

ヘルニアと尾側へ脱出したヘルニア塊を認めました。保存治療を行ったところ右下肢痛と筋力低下は改善し、4カ月後のMRIでヘルニアの自然吸収を認めました（**図1b**）。

参考・引用文献
1) Komori, H. et al. Contrast-enhanced magnetic resonance imaging in conservative management of lumbar disc herniation. Spine(Phila Pa 1976). 23(1), 1998, 67-73.
2) 竹林庸雄ほか. 腰椎部疾患：腰椎椎間板ヘルニア. MB Orthop. 24(11), 2011, 75-80.
3) Haro, H. Translational research of herniated discs：current status of diagnosis and treatment. J Orthop Sci. 19(4), 2014, 515-20.

026 プロスタグランジン製剤の適切な用量や投与期間は？

Evidence level
1 エビデンスに基づく回答

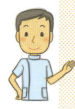

サマリー

プロスタグランジン製剤は神経性跛行ならびに両下肢のしびれをともなう馬尾症状を有する腰部脊柱管狭窄症の治療に短期間は有効です。腰部脊柱管狭窄症の治療において、1日15μgを3回に分けて経口服用するというのが保険で認められている用量です。

プロスタグランジン製剤の効能と使用法

　腰部脊柱管狭窄症に適応となっている経口プロスタグランジン E_1 製剤（以下、PG製剤）であるリマプロストは、神経周囲の血管拡張による血流増加や血小板凝集抑制作用によって、馬尾の栄養血管の血流が改善され症状が改善されたと報告されています[1]。2011年の『腰部脊柱管狭窄症診療ガイドライン』では、PG製剤は神経性跛行ならびに両下肢のしびれをともなう馬尾症状を有する腰部脊柱管狭窄症の治療に短期間は有効である（Grade B）と記載されています[2]。用量は1日15μgを3回に分けて経口服用するというのが、腰部脊柱管狭窄症の治療において保険適用で認められている用量です。NSAIDsとリマプロストを比較した研究では、8週間連続投与したところ、リマプロスト群でQOLと下肢しびれ、間欠性跛行の距離に有意な改善がみられています[3]。出血傾向のある患者さんでは慎重に投与する必要があり、とくに高齢者では抗凝固薬を内服中の患者さんが多いため、投与には十分な問診が必要です。

　手術の場合には、術中の出血量の増加や術後血腫の可能性が高まるため、術前は1～3日の休薬が必要です。腰部脊柱管狭窄症の馬尾障害では急速に進行することは少なく、ただちに手術を要することは多くありません。PG製剤の長期投与の有効性に関する報告はありませんが、近年はプレガバリンやデュロキセチン、トラマドールなどの神経障害性疼痛に関する薬物療法の種類も増えており、合併症に注意しながら併用するのが一般的です。

参考・引用文献
1) 山崎昭義ほか. 腰部脊柱管狭窄症における QOL 評価とリマプロストの臨床効果. 脊椎脊髄ジャーナル. 21(4), 2008, 399-407.
2) 日本整形外科学会ほか監. 腰部脊柱管狭窄症診療ガイドライン2011. 東京, 南江堂, 2011, 34-5.
3) Matsudaira, K. et al. The efficacy of prostaglandin E1 derivative in patients with lumbar spinal stenosis. Spine(Phila Pa 1976). 34(2), 2009, 115-20.

027 腰部脊柱管狭窄症に対する治療として行う神経根ブロック、仙骨硬膜外ブロック、腰部硬膜外ブロックの効果や違いは？

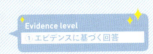

サマリー

腰部脊柱管狭窄症に対する神経根ブロックは、効果持続時間が長ければ手術を回避できる場合もあります。硬膜外ステロイド注射の有効性についての報告もありますが、長期成績については一定の見解はありません。

神経根ブロック、仙骨硬膜外ブロック、腰部硬膜外ブロックの違い

　腰部脊柱管狭窄症に対するブロック注射の違いは、注射経路として椎間孔、仙骨裂孔、椎弓間があり、局所麻酔薬単独か局所麻酔薬にステロイドを併用します。

　まず、神経根ブロックは基本的に片側下肢痛を有する患者さんに透視下で行います。神経根ブロックは複数の病変があるときは診断にも有用で、治療としてもブロックの効果が持続すれば手術を回避できることもあります。数日の間もブロックの効果が持続しないような場合は手術を勧められることが多く、治療の予後予測にも有用です[1,2]。

　一方、仙骨硬膜外ブロックと腰部硬膜外ブロックは同じ硬膜外腔に薬液を注入します。局所麻酔薬にステロイド注射を併用するかは議論が分かれていますが、いずれも有効とされています[3]。いずれもブロック後の安静は30分程度です。外来で簡便に行えますが、硬膜外に正確に注入できたか否かの判断は困難です。

　仙骨硬膜外ブロックは腹臥位でおしりの付け根（仙骨裂孔）へ注射をします（図

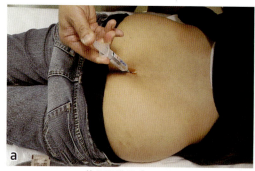 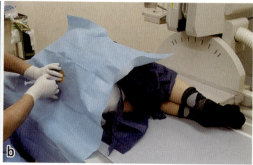

仙骨硬膜外ブロック　　　　　　　　　　　　　腰部硬膜外ブロック

図1　仙骨硬膜外ブロックと腰部硬膜外ブロック
仙骨硬膜外ブロックは腹臥位で仙骨裂孔から注射します。腰部硬膜外ブロックは側臥位で背中を丸くして腰部の椎弓間から注射します。

1a）。注入部からの薬液の量が少ないと病変まで到達しないことがあるのが欠点ですが、整形外科医でも比較的容易に行えることが利点です。

　腰部硬膜外ブロックは、側臥位でえびのように丸くなってもらい腰部から注射します（**図1b**）。手の感覚を頼りに行うため手技に熟練を要し、整形外科よりおもにペインクリニックで行われます。また、まれにくも膜下に注入されてしまうと脊椎麻酔になるため、その際は2～3時間の安静が必要となります。

参考・引用文献
1）蓑田正也ほか．腰部脊柱管狭窄症における神経根ブロックの意義．臨床整形外科．48(9)，2013，925-8．
2）近間知尚ほか．腰部神経根症に対する神経根ブロックの有効性．整形外科と災害外科．60(1)，2011，95-100．
3）Manchikanti, L. et al. Epidural Injections for Lumbar Radiculopathy and Spinal Stenosis: A Comparative Systematic Review and Meta-Analysis. Pain Physician. 19(3)，2016，E365-410．

028 腰部脊柱管狭窄症の手術で除圧術にするか固定術を併用するか明確な基準はある?

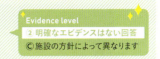

Evidence level
2 明確なエビデンスはない回答
Ⓒ施設の方針によって異なります

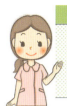

サマリー

すべり症や不安定症をともなう場合は、固定術を併用することがありますが、固定術併用の有効性を裏付ける明確なエビデンスはありません。

除圧術と固定術

　腰部脊柱管狭窄症に対する手術とは、圧迫されている神経を開放するために周辺の骨や靭帯を切除する除圧術か、同時にスクリューなどを併用して脊椎固定も行うかのいずれかです。いずれの術式が優れているかの論文は数多くありますが、1991年にHerkowitzらが無作為前向き研究で脊椎変性すべり症において固定術を併用したほうが除圧術単独より良好な成績であったと報告されて以降、固定術が多く使用されるようになりました[1]。

　一方で、最近の論文では固定術と除圧術を比較した無作為前向き研究で、入院期間や手術時間は固定術が長く医療費も固定術が高かったが、手術成績は同等であったと固定術に否定的な報告もされています[2]。これらの報告は症例数や対象の選択、評価方法、不安定性の定義などがあいまいで今後も議論が必要です。また、除圧術も以前は椎弓切除術でしたが近年は内視鏡や顕微鏡を用いた小侵襲手術が主流となっており、固定術も経皮的に椎弓根スクリューを挿入する手技や、レトラクターを使用して椎体間にケージを挿入する小侵襲手術（minimally invasive surgery-transforaminal lumbar interbody fusion：MIS-TLIF）が導入されました（図1）。今後、小侵襲手術の長期経過やその比較研究によって、どちらが優れているか解明されていくことでしょう。

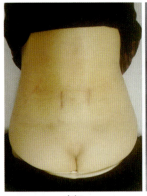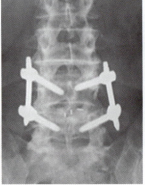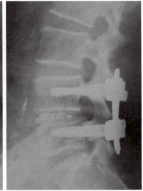

皮切　　　　　　　　　　単純X線（正面、側面）

図1　MIS-TLIFの皮切とX線画像
以前は正中に大きな皮切が必要でしたが、傍正中から筋間アプローチで脊柱から筋肉を剥離せずにスクリューや椎体間にケージを挿入しています。

参考・引用文献
1) Herkowitz, HN. et al. Degenerative lumbar spondylolisthesis with spinal stenosis. A prospective study comparing decompression with decompression and intertransverse process arthrodesis. J Bone Joint Surg Am. 73(6), 1991, 802-8.
2) Försth, P. et al. A Randomized, Controlled Trial of Fusion Surgery for Lumbar Spinal Stenosis. N Engl J Med. 374(15), 2016, 1413-23.

029　PEDとMEDの違いは？

Evidence level
2 明確なエビデンスはない回答
Ⓒ 施設の方針によって異なります

サマリー

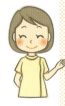

腰椎椎間板ヘルニアの低侵襲内視鏡手術には、内視鏡下腰椎椎間板摘出術（MED）と経皮的内視鏡下腰椎椎間板摘出術（PED）があります。いずれも低侵襲手術ですが、PEDはMEDより傷口が小さく早期の回復が見込める手術です。適応は施設によって異なります。

MED

　内視鏡下腰椎椎間板摘出術（microendoscopic discectomy：MED）は、1997年にFoleyとSmithによって報告された方法で、小皮切の筋間アプローチによる低侵襲手術

表1 MEDとPEDの違い

	MED	PED
麻酔	全身麻酔	局所麻酔または全身麻酔
創	約20 mm	約8 mm
灌流	なし	あり
入院日数	1週間前後	日帰り手術～3日

です[1]。従来のLove法に比べて傍脊柱筋から筋肉を剥がさず、病巣部へピンポイントでアプローチできるため、傷も小さくより低侵襲な術式です。1998年以降日本でも導入され急速に広がり、脊椎内視鏡手術は年間13,000件以上行われていますが、約半数はMEDです。

PED

経皮的内視鏡下腰椎椎間板摘出術（percutaneous endoscopic discectomy：PED）は2003年に日本に導入された術式で、以前からある透視下に行っていた経皮的椎間板摘出術（percutaneous discectomy：PN）を内視鏡視下に行う術式です。灌流システムを使用することによって、無血野で視野を確保します。PEDはMEDよりもさらに傷が小さくて入院期間が短く（施設によっては日帰り）、早期退院や早期社会復帰が可能な手術です[2]。しかし、高度な技術とラーニングカーブ（学習曲線）を要するので、まだ全国には普及しておらずPEDが安全に受けられる施設は少ない状況です。また、PEDには向かない症例（ヘルニアが完全に脱出していたり、高度にヘルニアが下垂している場合、脊柱管狭窄を合併している場合など）も存在します。

　PEDとMEDの大まかな違いは**表1**に示す通りですが、いずれも小さな傷から内視鏡などの道具を使用して行う手術のため、ラーニングカーブが存在し手技習得に時間がかかります。従来のLove法、MED、PEDは創の大きさや入院期間に違いはありますが、予後はいずれも良好とされています。

参考・引用文献
1) Perez-Cruet, MJ. et al. Microendoscopic lumbar discectomy：technical note. Neurosurgery. 51, 2002, S129-36.
2) 出沢明. 経皮的内視鏡手術における合併症・偶発症の対策. 整形外科 Surgical Technique. 5(3), 2015, 308-14.

030 椎間板ヘルニアでは、どの程度のヘルニアなら摘出しても問題は生じないのか？

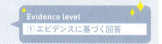
①エビデンスに基づく回答

サマリー

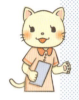

摘出量が増えると椎間可動域が増加する傾向が認められたことから、椎間板は荷重負荷の分散や椎体間の安定性を担っていると考えられます。椎間板を過度に摘出すると不安定性が生じる可能性があるため、必要以上の摘出は避けるべきです。

　椎間板ヘルニアの手術は、ヘルニアだけ摘出する場合と椎間板もある程度摘出する方法があります。前者は椎間板を温存することができますがヘルニアの取り残しや再脱出が危惧され、後者では遺残性の腰痛が危惧されます。

　腰椎椎間板ヘルニアの術後5年以上経過したX線所見では、摘出量と椎間板高は相関関係がみられなかったが、摘出量が増すと術後の椎間可動域も増加していたと報告されています[1]。椎間板摘出量に関しては、1g程度が多く再発例と摘出量は関係ないという報告と、1g以下では再手術となる例が多かったという報告があります[2]。しかし、術後成績に影響するのは椎間板の摘出量よりも変性の進行の程度であり、術前にすでに椎間板変性が進行しているような活動性の高い青壮年層に遺残性腰痛を認めたと報告されています[3]。

症例提示

　28歳、女性。巨大ヘルニアによる両下肢痛と不全麻痺のため、緊急でL4/5ヘルニア摘出術を行いました。ヘルニアは完全に脱出しており3.5g摘出しました。術後5年経過しても腰痛が遺残しており、X線では術後5年でL4/5の椎間板腔狭小化を認めます。MRIでは巨大ヘルニアは摘出されていますが、椎間板と椎体終板の変性を認めます（図1）。

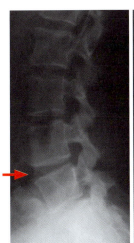 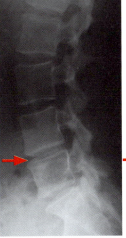 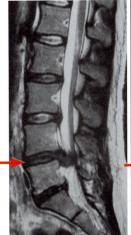 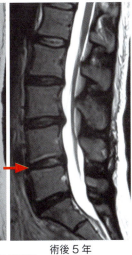

術前　　　　　　術後5年　　　　　　術前　　　　　　術後5年
　　　単純X線　　　　　　　　　　　MRI矢状断像

図1 巨大ヘルニアに対してヘルニア摘出術を行った例

参考・引用文献
1) 樺山資晃ほか．腰椎椎間板ヘルニアに対する経皮的椎間板摘出術後のX線変化．整形外科と災害外科．47(3), 1998, 1078-80.
2) 田中哲也ほか．腰椎椎間板ヘルニアに対するMED術後再手術例の検討．整形外科と災害外科．64(3), 2015, 424-9.
3) 依光悦朗ほか．腰部椎間板ヘルニアに対するLOVE法の長期成績:術後10年以上．日本脊椎外科学会雑誌．10(1), 1999, 25.

Q31 腰の手術で、効果が出る場合と出ない場合と差ができるのはなぜ？

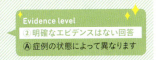

サマリー

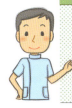

腰の手術で治療成績に影響する因子はいくつかあり、罹病期間が長かったりうつ状態があると成績が低下します。また、安静時の下肢のしびれは残存しやすいといわれています。

術後成績を左右する要因

脊椎の手術を行った場合、適切に病変部位の除圧ができていたなら、圧迫は解除され

表1 脊椎術後の成績不良因子

	除圧術	固定術
患者因子	罹病期間 心理的因子 腰椎変性によるもの 矢状面アライメント不良	罹病期間 心理的因子 腰背筋のダメージ 矢状面アライメント不良
手術因子	すべりの進行 ヘルニアや嚢腫の有無	偽関節 隣接椎間障害
術者因子	除圧不足 除圧高位の不足 椎間孔狭窄の残存	スクリュー誤刺入

神経は広がり症状は改善すると思われがちです。しかし、実際には個人差があり、とくに下肢のしびれは術直後から改善する場合もあれば、徐々に改善する場合や改善しない場合もあります。

手術成績の術前予後不良因子はいくつかの報告がありますが、画像上の狭窄の程度は術後成績と関連しないといわれており、安静時の下肢のしびれや罹病期間が長いと術後成績が不良であるといわれています[1]。その理由として、長期間の神経圧迫によって神経の変性が生じて不可逆性の変化になると、排尿障害や下肢のしびれが残存し成績不良の原因となることが考えられます。腰椎の変性が強い症例や矢状面アライメント不良がある症例では、除圧術のみではそれらの原因を解決できずに腰痛が残存する可能性があります[2]。また、心理的要因として術前に抑うつ状態があると手術成績が劣るという報告もあるため、心理的要因にも留意する必要があります[3]。

術後成績不良因子には患者因子、手術因子、術者因子があり（**表1**）、成績不良の可能性を減らすためには術前から十分に評価することが重要と考えます。

参考・引用文献

1) 林潤三ほか. 腰部脊柱管狭窄症の手術治療成績について―術前下肢しびれと術後成績の関係―：術前下肢しびれと術後成績の関係. 中部整災誌. 52(4), 2009, 891-2.
2) Maruo, K. et al. Prognostic Factors of Surgical Outcome after Spinous Process-Splitting Laminectomy for Lumbar Spinal Stenosis. Asian Spine J. 9(5), 2015, 705-12.
3) 加藤欽志ほか. 腰部脊柱管狭窄における除圧術の手術成績とBS-POPによる精神医学的問題評価との関係 BS-POPの手術前後での変化に着目した前向き研究. 臨床整形外科. 49(2), 2014, 123-9.

Chapter 3 腰椎

術後管理・看護

岡山医療センター整形外科　**篠原健介　廣瀬友彦**
岡山医療センター整形外科 医長　**竹内一裕**
岡山医療センター整形外科 客員医長　**中原進之介**
岡山医療センター 10A 病棟　**丸尾美樹**
岡山医療センター 10A 病棟 師長　**賀陽真由美**

032 腰椎椎間板ヘルニアの大きさは症状と関係がある?

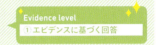
Evidence level
① エビデンスに基づく回答

サマリー

腰椎椎間板ヘルニアの場所や大きさが症状の重症度と相関することが多いですが、必ずしもそれらが一致するということではありません。

　近年、CT や MRI といった画像検査によって、腰椎椎間板ヘルニアの場所や大きさを同定することが容易となってきました。神経の通り道である脊柱管に対してのヘルニアの面積や前後径の比較などによって同定することができます。保存治療を行った 30 例での研究では、脊柱管に対する腰椎椎間板ヘルニアの大きさの比率と坐骨神経痛の改善に相関が認められるとの報告があります[1]。その一方で、単椎間に発生した腰椎椎間板ヘルニアを 93 例調べた研究では、知覚障害と膀胱直腸障害はヘルニアの大きさに影響を受けるものの、筋力低下や JOA スコア（運動機能障害や感覚障害の程度を判定する評価表）はヘルニアの大きさと有意な相関は認められないとの報告もあります[2]。

　これらのことから、腰椎椎間板ヘルニアの大きさは下肢痛や神経症状と関係が認められることが多いですが、症状の進行にヘルニアの局在が必ずしも一致するものではないと思われます（図1）。

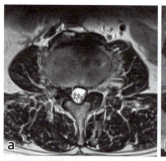
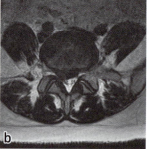

図1 腰椎椎間板ヘルニアの症例
a：66歳、男性、L4/5ヘルニア。
b：24歳、女性、L4/5ヘルニア。
bの患者さんよりもヘルニアのサイズの小さかったaの患者さんのほうが、
鎮痛薬使用、ブロック回数は多くなりました。

参考・引用文献

1) Fagerlund, MK. et al. Size of lumbar disc hernias measured using computed tomography and related to sciatic symptoms. Acta Radiol. 31(6), 1990, 555-8.
2) 石本勝彦ほか. 腰椎椎間板ヘルニアにおけるヘルニア腫瘤の三次元解析と臨床症状との関連. 臨床整形外科. 34(10), 1999, 1197-203.

033 腰椎椎間板ヘルニアの緊急手術の適応はどういったものがある？

Evidence level ①エビデンスに基づく回答

サマリー

腰椎椎間板ヘルニアによって発症する馬尾症候群では、できるだけ早期に手術を行うことが望まれます。それぞれの医療現場で提供でき得る最良の対応が必要です。

　腰椎椎間板ヘルニアにおける馬尾症候群の出現は、予後が不良であるとされているため早期の対応が求められます。馬尾症候群とは、排尿障害・排便障害・性機能障害・運動麻痺・会陰部の強い感覚障害などを指します。これらの症状が出現している患者さんでは、早急な対応が重要です。

　馬尾症候群を発症してから48時間以内の手術と以後の手術例では膀胱直腸障害、下肢感覚障害そして運動障害の回復に有意差がみられたとの報告があります[1]。つまり、

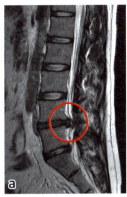
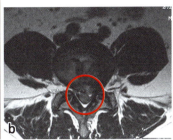

図1 腰椎椎間板ヘルニアで馬尾症候群がみられた例
a：矢状断像。31歳男性、L4/5左椎間板ヘルニア。左下肢筋力低下、尿閉のため受診。来院同日に内視鏡下椎間板摘出術を施行。
b：横断像。

症状発症から48時間以内に手術をすれば後遺症が残りにくいということです。しかしながら、馬尾症状群の発症は69％が急性に発症するため、医療機関側での対応にも限界があります。それぞれの施設で最良の医療を提供することはもちろんですが、専門病院の医師との連携も考慮することが大切です。

なお、当院では馬尾障害を認める腰椎椎間板ヘルニアは緊急・あるいは準緊急手術の適応としています（図1）。

参考・引用文献
1） Ahn, UM. et al. Cauda equina syndrome secondary to lumbar disc herniation: A meta-analysis of surgical outcomes. Spine(Phila Pa 1976). 25(12), 2000, 1515-22.

034 腰椎椎間板ヘルニアの摘出術後の再手術率はどの程度？

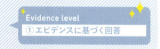

サマリー

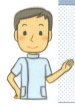

腰椎椎間板ヘルニアにおける椎間板摘出術は根治的治療ではないため、再発の可能性があります。再手術率は5年後で4〜15%程度と報告されています。

ヘルニアの再手術率（図1）

エビデンスの高い論文からの報告では腰椎椎間板ヘルニア摘出術後に平均6年程度で4〜14%に再手術が必要だったといわれています[1]。しかし、症例数が少ない、経過観察期間が短いなどの問題があり、その結果は経過観察期間の長短によるものと思われます。

アメリカでは術後5年で再発率15%であったとする報告など[2]、再発例、再手術例に対する多くの論文が散見されますが、研究解析の限界もあるため、実際の再発率はこれらの数値を上回ると考えられているようです。

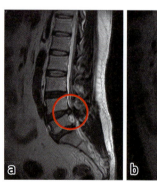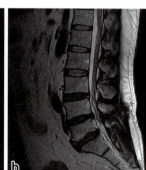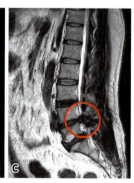

図1　腰椎椎間板ヘルニア再発例
47歳男性、L4/5左椎間板ヘルニア、術後1年で同一椎間から再発しています。
a：初回手術前。b：初回手術後。c：術後再ヘルニア。

参考・引用文献

1) Hoffman, RM. et al. Surgery for herniated lumbar discs：A literature synthesis. J Gen Intern Med. 8(9), 1993, 487-96.
2) Malter, AD. et al. 5-year reoperation rates after different types of lumbar spine surgery. Spine(Phila Pa 1976). 23(7), 1998, 814-20.

035 腰部脊柱管狭窄症での理学療法や運動療法に効果はある？

Evidence level
1 エビデンスに基づく回答

サマリー

理学療法や運動療法が単独では腰部脊柱管狭窄症に有効であるとの十分なエビデンスは得られていませんが、腰殿部痛、下肢痛に対しては理学療法と運動療法の組み合わせは有効であると考えられます。

　腰部脊柱管狭窄症患者さんにおける腰殿部痛、下肢痛に対して、理学療法が有効である可能性を示唆し、さらに理学療法や体重負荷のかからない歩行訓練の組み合わせがより効果的であることが報告されています[1]。これらのことから、理学療法と運動療法の組み合わせが短期的には症状を緩和させることが可能であると考えられます。

　なお、当院では腰部脊柱管狭窄症の術後では患者さんに対してバランスパッドの上で両足を継ぎ足状（前足の踵に後ろ足のつま先が接するように立つ）に保持し、上半身の不安定感を矯正することで体幹筋力強化のリハビリテーションを行っています（図1）。

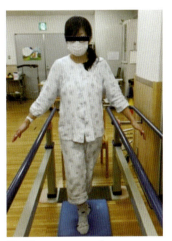

図1　リハビリ風景

参考・引用文献

1) Whitman, JM. et al. A comparison between two physical therapy treatment programs for patients with lumbar spinal stenosis : a randomized clinical trial. Spine（Phila Pa 1976）. 31(22), 2006, 2541-9.

036 腰椎疾患に対する牽引療法は有効?

Evidence level
② 明確なエビデンスはない回答
Ⓐ 症例の状態によって異なります

サマリー

牽引療法は広く行われており、一定の効果はあると考えられます。しかし、牽引療法単独における治療効果については科学的な根拠がありません。

　牽引療法は腰椎椎間板ヘルニアや腰部脊柱管狭窄症、変形性腰椎症などの腰椎疾患に対して多くの医療機関で行われています。腰痛や下肢のしびれ、下肢痛には、症状の緩和の一定の効果があるものと考えられます。腰椎の牽引によって、脊椎のみならず、脊椎の周囲の筋肉など軟部組織に対しても伸張作用やマッサージ効果による循環改善によって効果が得られるのでしょう[1]。

　しかしながら、治療効果の判定という点に関しては、研究も難しく、科学的な根拠は得られていません。腰椎椎間板ヘルニアに対して体重の60%程度の牽引が症状の改善に有効であったとの報告がありますが[2]、詳細についてのコンセンサスは得られていないのが現状でしょう。

　牽引療法の目安としては週に2～3回、合計10回程度が目安と考えられます[1]。

　治療効果が認められない場合は長期間、漫然と牽引療法を継続しないほうが良いのかもしれません。

参考・引用文献

1) 井須豊彦編. しびれ, 痛みの外来 Q&A：脊椎脊髄外来の疑問に答える. 東京, 中外医学社, 2010, 78-9.
2) Meszaros, TF. et al. Effect of 10%, 30%, and 60% body weight traction on the straight leg raise test of symptomatic patients with low back pain. J Orthop Sports Phys Ther. 30(10), 2000, 595-601.

037 腰椎手術の術後のコルセットは効果がある？

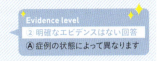

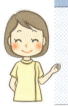

サマリー

腰部脊柱管狭窄症に対するコルセットについては歩行距離の延長と疼痛の軽減を図ることが可能との報告があります。しかし、腰椎術後のコルセット装着についてはエビデンスはありません。

　コルセットの役割には脊柱支持構造への負担軽減、腰仙骨部の安定化、脊柱配列の維持などが挙げられます。治療法としてのコルセットの装着は、急性の腰痛症状や腰椎由来の下肢痛が存在する場合などが考えられます。コルセットを装着することで有意に歩行距離の延長と疼痛緩和が図れたとの報告があります[1]。しかしながら、術後の腰椎コルセット装着に関しては、科学的エビデンスのある報告はなく、施設によっては装着期間が異なることもあるでしょう。

参考・引用文献

1) Prateepavanich, P. et al. The effectiveness of lumbosacral corset in symptomatic degenerative lumbar spinal stenosis. J Med Assoc Thai. 84(4), 2001, 572-6.

038 コルセットの装着方法はどのように指導すれば良い？

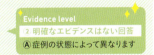

サマリー

コルセットの着脱は臥位で行います。

　腰椎術後コルセットの着用は脊柱の支持や患者さんの安静、疼痛緩和が期待できます。装着の際は下着の上から着用します。着脱は臥位で行う施設と立位で行う施設があります。手術の内容や骨の状態によって異なるので術者とよく相談してください[1]。

患者さんが自分で装着するときは腸骨稜の上部から腰部のカーブに合わせて骨盤に固定します。就寝時は外すことは可能ですが、それ以外のときは臥位以外の場合はつねに装着しておくように指導しましょう。

参考・引用文献

1) 織田弘美ほか. 運動器. 東京, 医学書院, 2012, 301-2, (系統看護学講座 専門分野Ⅱ 成人看護学, 10).

039 腰椎圧迫骨折における保存治療と手術適応の判断について教えて！

Evidence level
① エビデンスに基づく回答

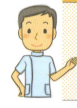

サマリー

腰椎圧迫骨折の第一選択の治療法は保存治療です。骨癒合が得られない偽関節や遅発性神経麻痺の出現、高度の変形などの場合は手術適応と考えられます。

腰椎圧迫骨折の治療は、骨癒合を完成させることが最低限の目標です。骨癒合の進行が良好な経過をたどれば、腰背部痛は通常1〜2カ月で軽減されてきます。しかし、通常は3〜6カ月程度で骨癒合する椎体が、なんらかの原因で骨癒合が遷延して偽関節となった場合や、骨癒合しなかった椎体が脊柱管内へと突出し、遅発性神経麻痺を発生してしまった場合は手術適応と考えられます。

手術方法は骨セメントを骨癒合不良部位に注入する経皮的椎体形成術（baloon kypoplasty：BKP）や脊椎インストゥルメンテーションを用いた後方固定術などが、骨圧潰や骨粗鬆症の状態、神経症状の有無などによって選択されます。

一期的前方後方固定術（**図1**）や胸腔鏡を併用した小侵襲手術（**図2、3**）などもあります[1]。

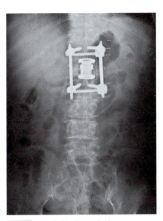

図1 前方後方固定術
69歳女性、T12圧迫骨折後の遅発性麻痺に対して一期的前方後方固定術を行いました。

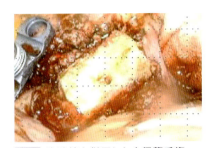

図2 胸腔鏡を併用した小侵襲手術
胸腔鏡での視野です。骨折部を掘削し、自家骨を打ち込んでいます。

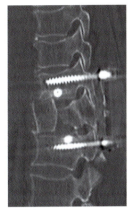

図3 図2の術後CT
胸腔鏡にて前方後方固定術を行った後のCT画像です。移植骨が良好な位置に設置されています。

参考・引用文献

1) 竹内一裕ほか．胸腰椎外傷に対する低侵襲前方手術：胸腔鏡視下手術（VATS）の応用について．整形外科最小侵襲手術ジャーナル．72, 2014, 61-6.

Q40 腰椎圧迫骨折における安静度の目安は？

Evidence level ②明確なエビデンスはない回答
Ⓐ 症例の状態によって異なります

サマリー

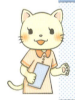

麻痺などの神経症状がない腰椎圧迫骨折に対しては保存治療が第1選択であり、安静臥床、装具による外固定が必要です。しかし、医療機関によって安静の期間や種類は違いがあります。

　保存治療の方法は多く、ベッド上での安静臥床の期間や装具の種類について意見の一致は得られていないのが現状でしょう。4週間程度の安静臥床の適応として、年齢、活動性、骨粗鬆症の程度を考慮しているとの報告もありますが[1]、施設によってはそれより早く安静度を上げていく場合もあるでしょう。

　とくに高齢者における長期間の安静臥床は、呼吸器系、尿路系感染症の併発や褥瘡の

発生などの危険因子でもあります。装具装着後の疼痛や骨折の程度に応じて安静度を上げていき、リハビリテーションを開始するのが良いでしょう。

参考・引用文献
1) 豊海隆ほか. 胸腰椎圧迫骨折の保存的治療成績. 整形外科と災害外科. 35(4), 1987, 1430-4.

Q41 腰椎手術後に車の運転などの日常生活で気を付けることはある？

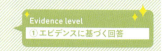
Evidence level
①エビデンスに基づく回答

サマリー

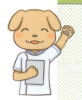

なるべく腰椎に負担がかからないように注意し、疼痛が誘発されるようなら安静にします。
その際の体位はもっとも腰椎への負担が少ない臥位にします。

　腰椎手術後は、除圧術、固定術にかかわらず、術後2～3カ月は安静にすることが重要です。退院後、日常生活に少しずつ復帰し、活動度を上げていく際にも疼痛が誘発されるような姿勢・動作は避けるようにすごすべきです。臥位を1とした場合の脊柱管内硬膜にかかる圧、椎間板にかかる圧を示します（**表1**）[1]。座位でも腰椎には大きな負担となることがわかります。

　車の運転は座位です。長時間の運転は腰椎への負担が大きくなると考えられるため、われわれは1時間以上の運転の際はいったん停車し、立位にて休養することをすすめています。

表1 硬膜にかかる圧、椎間板にかかる圧

椎間板には姿勢によって4～8倍もの圧力がかかることがわかります。
椎間板には臥位→立位→座位の順に圧力が高まっていきます。

	硬膜にかかる圧	椎間板にかかる圧
臥位	1	1
座位	2	5.6
立位	3	4
立位前屈	1	6
立位後屈	6	—
立位前屈で物を持つ	—	8.8

（井須豊彦編. しびれ, 痛みの外来Q&A：脊椎脊髄外来の疑問に答える. 東京, 中外医学社, 2010, 32-3 より作成）

参考・引用文献
1) 井須豊彦編. しびれ, 痛みの外来Q&A：脊椎脊髄外来の疑問に答える. 東京, 中外医学社, 2010, 32-3.

Chapter 4

第 **4** 章

肩関節

Chapter 4 肩関節

肩関節

船橋整形外科病院スポーツ医学・関節センター肩関節・肘関節部門 　竹内康剛
船橋整形外科病院スポーツ医学・関節センター肩関節・肘関節部門 部長　高橋憲正

042　肩の装具の違い、術後の禁止肢位の違いはなに？

Evidence level
① エビデンスに基づく回答
② 明確なエビデンスはない回答
Ⓐ 症例の状態によって異なります

サマリー

当院では腱板断裂や肩関節脱臼術後には肩関節を修復時と同様の軽度外転位（図1）で維持できるウルトラスリングⅢ（DONJOY社）やスマートスリング（アルケア社、Ossur社）などの外転装具（図2）を使用しています。腱板断裂のサイズが大きく、修復時に腱板の緊張が高い場合には修復の際に外転角度を大きくしていることがあり（図3）、術後装具もより大きい外転角度で固定できるウルトラスリングⅢ AB（図4、DONJOY社）などを使用する施設もあります。
術後の基本的な禁止肢位については表1にまとめます。術中の修復時の固定肢位を装具で維持することと、禁止肢位をとらないことが術後看護において重要になります。

　肩関節術後の看護をするには、疾患を理解し、術後固定肢位や禁止肢位の理由を知ることが大切です。禁止肢位をとってしまうと、再建した関節唇、関節包、腱板の再断裂などを生じる可能性があります。逆に術後に過度な安静（固定）をしすぎると拘縮が生じるため、いかに安全な範囲でリハビリテーションを行っていくかが良い可動域や機能を獲得するカギになります。

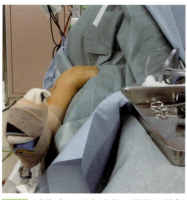

図1 手術中の固定肢位:通常の腱板断裂や肩関節脱臼手術時

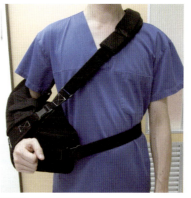

図2 軽度外転位装具

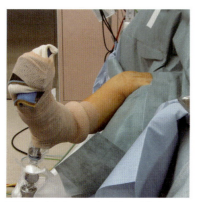

図3 手術中の固定肢位:腱板断裂サイズが大きく修復時に腱板の緊張が高い場合

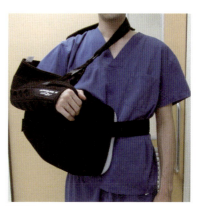

図4 外転位装具

表1 術後禁止肢位と装具について

術中の修復時の固定肢位を装具で維持し、禁止肢位を守りながら拘縮予防のために安全な範囲でリハビリテーションを行うことが術後看護において重要です。

	禁止肢位	使用装具	術中・固定肢位
腱板断裂術後	下垂、外旋、伸展	軽度外転装具 (ウルトラスリングⅢ、スマートスリング)	図1・2参照
腱板大断裂術後 (外転角度大)	下垂、外旋、伸展	外転位装具 (ウルトラスリングⅢ AB)	図3・4参照
肩関節脱臼 (初回)	過外旋位	下垂外旋位装具、三角巾 (ショルダーブレース ER)	図8参照
肩関節脱臼術後	外旋、伸展	軽度外転装具 (ウルトラスリングⅢ、スマートスリング)	図1・2参照

第4章 肩関節 ▼ 肩関節

腱板断裂の手術

　腱板断裂は転倒などの外傷によって生じることもありますが、高齢者では腱板が摩耗、変性して脆弱になっており、軽微な外力で断裂が生じてしまい受傷原因が特定できないことも多々あります。変性によって生じた腱板断裂は保存治療で症状が改善することが多いですが、リハビリテーションに反応しない場合は手術を考慮します。

　手術はスーチャーアンカー（図5）とよばれる糸がついたねじを上腕骨に挿入し、糸を腱板断端に縫着し、スーチャーブリッジ法という方法で棘上筋・棘下筋腱は上腕骨の大結節へ、肩甲下筋腱は小結節へ縫着（図6）して修復します。腱板が骨に生着しないうちに過度なストレスがかかると縫合不全や再断裂する可能性があるので、肩関節が良い肢位に保たれた状態でリハビリテーションを行うことが重要となります。

　また、術中固定肢位は軽度外転位（図1）として、術後には肩関節を軽度外転位で維持できるようにウルトラスリングⅢやスマートスリングなどの外転装具（図2）を使用します。しかしながら、大断裂で腱板断端が十分引き出せない症例や、修復腱板の緊張が強い症例、まったく引き出せず自分の組織（大腿筋膜など）でパッチ形成術や上方関節包再建術を施行した場合は術中から大きく外転位をとる場合があり（図3）、術後の腱の緊張

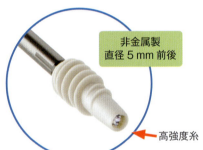

図5　スーチャーアンカー
ヒーリックス AD BR アンカー
（ジョンソン・エンド・ジョンソン）
糸がついたねじで、金属製、プラスチック製もありますが、近年ではねじが吸収される製品を用いることが多くなっています。

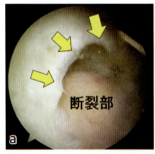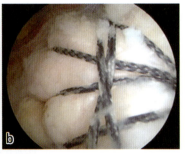

図6　スーチャーブリッジ法の術中鏡視所見
a：腱板断裂を認め、骨頭が露出しています。
b：スーチャーアンカーを用いスーチャーブリッジ法で腱板を上腕骨に縫着します。

を減らす目的で、より外転角度の大きいウルトラスリングⅢ AB（図4）を使用することがあります（図7）。

また、肩の伸展位も腱板にストレスがかかり、痛みや再断裂の危険があるため、臥床時などに上腕の下に枕を入れて伸展位にならないようにすることも重要です。一方で、術後に完全な固定を行うと拘縮のおそれがあるため、上腕骨と肩甲骨の正しいアライメントを確認しつつ、術後早期からリハビリテーションで回旋運動を他動的に行います。

肩関節脱臼（初回）

肩関節脱臼では一般に徒手整復を行いますが、初回前方脱臼に対してはショルダーブレースER（図8、アルケア社）という下垂外旋位装具を3〜4週間装着する場合があります。初回前方脱臼に対する固定肢位は下垂内旋位が一般的ですが、下垂外旋位固定のほうが脱臼時に損傷した関節包が良い位置に整復されるという報告もあり[1]、シーズンオフのスポーツ選手などでは下垂外旋位固定を行う場合があります。

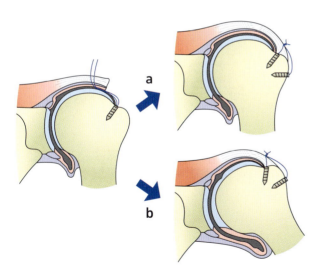

図7　腱板修復のイメージ
aの肢位であれば術後に腕を下げても修復腱板の緊張はそれほど高まりませんが、bの状態で修復し、腕を下げると修復腱板の緊張は高まり再断裂の危険性があります（外転の状態で腱板の緊張の程度が異なる）。

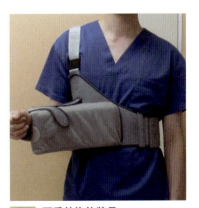

図8　下垂外旋位装具
初回前方脱臼に対して徒手整復を行い、下垂外旋位装具を3〜4週間装着します。

肩関節脱臼の手術

　初回脱臼症例ではすでに述べたように下垂外旋位での装具療法を施行する場合がありますが、患者さんが10〜20代の場合やスポーツ復帰を希望する場合では過活動のため反復性脱臼に移行することも多いため、複数回脱臼症例には手術治療をすすめます。バンカート修復術とは、肩関節脱臼によって生じるバンカート病変（前方関節唇-関節上腕靱帯複合体が肩甲骨関節窩から剥離した状態）を修復する手術です。腱板と同様にスーチャーアンカーを使って剥離した病変を修復します。バンカート病変修復時の肢位は下垂中間位〜軽度外転位です（**図1**）。

　術後は軽度外転位装具（**図2**）で約3週間固定しますが、固定期間中に肩関節を過度に外旋すると、縫合した部位に力が加わって、アンカーが抜けたり、糸が切れたりしてしまうおそれがあり、再脱臼する可能性があります。鏡視下バンカート修復術は従来の観血的手術に比べると圧倒的に疼痛が軽度で、患者さんの年齢層も若くそれゆえ活動性も高くなります。また、入院期間も短いので入院中に再脱臼防止のための禁止肢位などをしっかりと指導しておく必要があります。

　術後の禁止肢位は脱臼を誘発する外旋・外転位なので、術後は装具を着用して中間位〜内旋位を維持します。しかし、腱板修復術後と同様に内旋位で固定し続けると、関節内で癒着が生じて拘縮となるため、術後早期からごく軽度の回旋運動は開始します。筆者は手術の最中にどこまでなら縫合部にストレスがかからない外旋角度なのかを確認し、術後のリハビリテーションの目安にしています。

参考・引用文献

1) Itoi, E. et al. Immobilization in external rotation after shoulder dislocation reduces the risk of recurrence. A randomized controlled trial. J Bone Joint Surg Am. 89(10), 2007, 2124-31.

043 リバース型人工肩関節置換術後と腱板修復術後の安静度の違いは？

Evidence level
① エビデンスに基づく回答
② 明確なエビデンスはない回答
Ⓐ 症例の状態によって異なります

サマリー

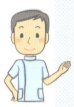

リバース型人工肩関節置換術では、手術翌日から創部痛以外の疼痛はほぼなく、術直後から上肢の使用が可能で術後リハビリテーションも容易です。一方、腱板修復術後は腱板修復部の固定を目的に外転装具固定を行います。伸展や下垂などの不良肢位によって疼痛や再断裂が誘発されるため、装具による固定で良肢位が保持されていることが重要で、リバース型人工肩関節置換術後に比べて安静度は高いです。

リバース型人工肩関節置換術

　リバース型人工肩関節置換術は、腱板機能の喪失によって自力で上肢挙上困難となった病態（偽性麻痺）に適応となる治療法です。偽性麻痺を生じる疾患としては断裂が広範囲に及び修復が困難な腱板断裂や、それに引き続いて生じる変形性肩関節症などがあります。これらの疾患は治療に難渋する場合が多く、欧米などでは10年以上前からリバース型人工肩関節が使用されていましたが、日本では2014年4月から認可されました。

　リバース型人工肩関節の大きな特徴は、これまでの人工肩関節のように元の解剖構造を再建する設計ではなく、上腕骨側に受け皿型のインプラント、肩甲骨の関節窩側に球形のインプラントを配置した、元の解剖構造の位置関係を逆にした設計になっている点です（図1）。この設計によって、術直後から肩甲上腕関節の安定性が得られ、腱板が機能しなくても三角筋の筋力で肩関節の挙上が可能です。

　リバース型人工肩関節置換術では、関節の安定性によって術翌日から創部痛以外の疼痛はほぼなく、術後リハビリテーションも容易である反面[1]、脱臼や感染など合併症のリスクが高いと報告されています[2]。適切に施行されないと術後合併症が高率に発生するとされ、人工関節の不安定性の発生率は0〜14％と報告されていますが、術後の固定肢位によって生じることは少なく、手術手技が原因となるものがほとんどと報告されています[3]。そのため装具や術後安静は、人工関節置換術後の患肢保護を目的に行い、

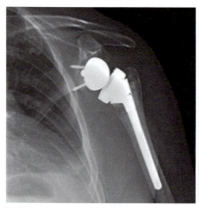 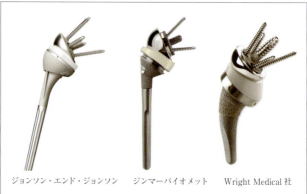

ジョンソン・エンド・ジョンソン　　ジンマーバイオメット　　Wright Medical 社

図1　リバース型人工関節
上腕骨側に受け皿型のインプラント、肩甲骨の関節窩側に球形のインプラントを配置した元の解剖構造の位置関係を逆にした設計になっています。

術翌日から適宜洗面や食事などでは患肢を使用するように指導し、可能であれば装具から腕を垂らした状態での患肢使用も許可しています。

腱板修復術

一方で、腱板修復術では術後に肩甲上腕関節の適合性が不良となることで、術後疼痛の原因となります。疼痛が遷延し残存すると術後3カ月時点で良好な可動域が得られず、これが術後2年時点での可動域制限につながるため、術後の疼痛管理が非常に大切です[4]。腱板修復術後は腱板修復部のストレス軽減と安静を目的に外転装具固定を約4週間行います。伸展や下垂などの不良肢位によって腱板のストレスが増して疼痛が誘発されるため、装具による固定で良肢位が保持されていることが、腱板修復術後の看護において重要なポイントとなります。

参考・引用文献

1) 菅谷啓之. 整形外科手術名人の know-how Cuff Tear Arthropathy に対するリバース型人工肩関節置換術. 整形・災害外科. 58(8), 2015, 984-9.
2) Stephens, BC. et al. Revision for failed reverse: a 12-year review of a lateralized implant. J Shoulder Elbow Surg. 25(5), 2016, e115-24.
3) Farshad, M. et al. Reverse total shoulder arthroplasty-from the most to the least common complication. Int Orthop. 34(8), 2010, 1075-82.
4) 戸野塚久紘ほか. 鏡視下腱板修復術後3ヶ月における目標可動域の設定：術後2年までの可動域変化からみた検討. 肩関節. 35(3), 2011, 877-81.

044 抜糸前に創部シャワー可能な手術もあるなか、鏡視下腱板修復術は創部を保護してシャワーをしているのはなぜ？

Evidence level
② 明確なエビデンスはない回答
Ⓐ 症例の状態によって異なります
Ⓑ 各医師の判断によります
Ⓒ 施設の方針によって異なります

　当院では、術当日は関節鏡手術による灌流液や出血の吸収を目的として、創部をガーゼで保護し、翌日に防水性の被覆材に交換します。被覆材の交換や創部に触れる処置をする場合は手指の消毒をしてから行い、無菌操作をします。

　創部の状態によってシャワーが可能かの判断についてはガイドラインなどで勧告がなく、創部の状態を主治医・看護師が確認し判断します。

　創部の閉鎖については、術後24〜48時間で上皮細胞が創面を覆うという報告があるため[1]、滅菌した被覆材で術後48時間は創部を覆っています。また、48時間経過した創部の被覆についてもガイドラインで勧告がなく、創部の状態を主治医・看護師が確認し、それぞれの状態で判断しています。関節鏡の手術創は器機の出し入れを頻繁に行うため、必ずしも皮膚の適合性が良好とはいえません。したがって術後早期では被覆材で覆ってシャワーを行うのが確実な方法と考えています。また、シャワー前に創部や全身状態を確認し、炎症や腫脹が生じている場合は悪化する可能性があり、注意が必要です。

参考・引用文献
1）Morain, WD. et al. Wound healing in diabetes mellitus. Clin Plast Surg. 17(3), 1990, 493-501.

Chapter 5

第 **5** 章

股関節

Chapter 5 股関節

股関節

葛城病院 病院長/人工関節センター長 中島幹雄

045 特発性大腿骨頭壊死とアルコールの多飲との関連は？

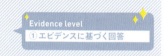

発症時の飲酒量と積算の飲酒量ともに、発症に関連があるといわれています[1]。週あたりのエタノール摂取量が多いほど特発性大腿骨頭壊死の発症リスクが高いという報告があり、また飲酒歴が長いほど発症リスクが高かったという報告もあります。予防には日々のアルコール摂取量を抑えること（日本酒換算で毎日2合以下）と、長期に摂取しないこと（同量を10年以下）の両方が求められます。

参考・引用文献
1) Hirota, Y. et al. Association of alcohol intake, cigarette smoking, and occupational status with the risk of idiopathic osteonecrosis of the femoral head. Am J Epidemiol. 137(5), 1993, 530-8.

046 大腿骨転子部骨折の術後で、免荷する患者さんと早期荷重できる患者さんの違いはなに？

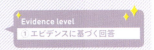

> **サマリー**
>
> 不安定型の骨折で、適切な手術手技でも骨接合が不良な場合や、骨接合手技そのものが不十分な場合には術後に免荷を行いますが、安定型で十分な骨接合が得られた場合には早期から荷重を開始します。

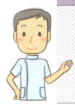

術後の経過を決めるもの

　大腿骨転子部骨折はその骨折型によって安定型と不安定型に分けられ、どちらの場合も、手術には compression hip screw（CHS）などの sliding hip screw（SHS）かガンマネイルなどの short femoral nail（SFN）を用います。どちらの方法であっても、骨片の転位が少なく荷重時の安定性を得るために重要な内側骨皮質が手術でしっかり接合できた安定型には、術後早期からの荷重ができますが（図1）、粉砕骨折などで内側骨皮質の接合性が不良な不安定型には、術後一定期間の免荷期間を設けます（図2）[1]。

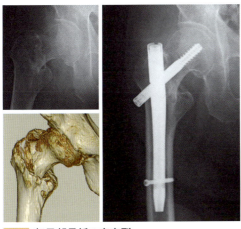

図1　転子部骨折の安定型
受傷時の転位は少なく、術後のX線画像では内側骨皮質の適合性も良好。

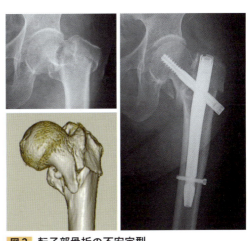

図2　転子部骨折の不安定型
受傷時の転位が大きく、術後の内側骨皮質の適合性も不良。

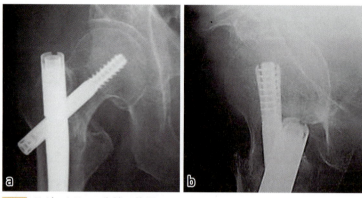

図3　ラグスクリュー先端の位置
a：正面像。b：側面像。
ラグスクリューは、骨頭中心を越えて骨皮質に近い位置に挿入されている。

　骨接合が不十分で、ある程度の骨癒合が得られない状態で荷重してしまうと、骨折部の再転位や固定材料の脱転が生じてしまい、再手術が必要になったり、かえって長期の免荷期間が必要になる場合があります。

　また、いずれの手術も大腿骨頭にラグスクリューを入れますが、このスクリューの先端部分が良い位置にあるほど荷重後の脱転が少なく（**図3**）、手術の良否によっても免荷期間は異なります[2]。

参考・引用文献
1）日本整形外科学会ほか監．大腿骨頚部／転子部骨折診療ガイドライン．改訂第2版．東京，南江堂，2011，142-3．
2）前掲書1）．146-8．

047 キアリ骨盤骨切り術を見る機会が少なくなったように思うが、なにか経緯があるの？

Evidence level
2 明確なエビデンスはない回答
Ⓐ 症例の状態によって異なります

> **サマリー**
>
> キアリ骨盤骨切り術は、ある程度年齢の高い進行期の関節症の患者さんに、人工関節を入れるまでの待期手術として行われていますが、術後の後療法が長く、社会復帰までに時間がかかり、また除痛効果も不安定なことが問題です。一方で人工股関節置換術は除痛効果に優れ、社会復帰が早く、長期成績も安定化してきているので、最近は進行期にある比較的若い患者さんにも普及しています。進行してしまった状態で早めの社会復帰を望む患者さんには、骨切り術よりも人工関節置換術が選択されているのかもしれません。

キアリ骨盤骨切り術

　キアリ骨盤骨切り術は、股関節直上の骨盤を切離し、股関節を内方にずらして固定し荷重部を大きくすると同時に、力学的に安定した関節をつくる手術です（**図1**）。本来は初期から進行した変形性股関節症に適応される骨切り術ですが、若年者で初期の関節症に対しては、寛骨臼回転骨切り術（RAO）が行われることが多くなりました。そのため最近はある程度年齢の高い進行してしまった関節症の患者さんに、人工関節までの待期手術として行われることが一般的です。

人工股関節置換術

　一方、人工股関節置換術は、本来末期の関節症に対する手術ですが、術後の後療法が少なく、社会復帰が圧倒的に早く、また除痛効果に優れているのが最大の利点です。技術改良によって長期成績も安定してきているので、最近は病状の進んだ状態の患者さんにも行われるようになってきました。人工股関節置換術は最近急速に普及しており、対象の患者さんも徐々に低年齢化してきています。

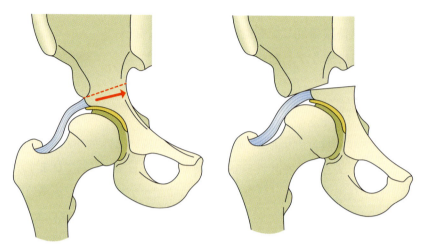

図1 キアリ骨盤骨切り術
股関節直上の骨盤を切離し、股関節を内方にずらして固定し、荷重部を大きくすると同時に力学的に安定した関節をつくる手術。進行期の股関節症にも行われます。骨癒合に要する時間が必要なため、後療法は長くなります。

　そうなると進行期の患者さんにとっては、キアリ骨盤骨切り術と人工関節置換術のいずれかを選択できることになります。そのため、術後の後療法が長く、社会復帰までに時間がかかり、また除痛効果も不安定な骨切り術よりも、痛みの少ない生活に早く復帰できる人工関節置換術が選択される機会が多くなっているものと思います。

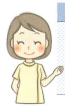

048 同年齢の変形性股関節症の患者さんでも、術式がTHAとRAOに分かれる。選択基準を教えて！

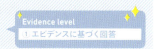

Evidence level
1 エビデンスに基づく回答

サマリー

関節症の進み方は人によって違うため、同じ年齢でも末期になってしまった人にはTHAが、初期に留まっている人にはRAOが選択されます。

変形性股関節症とは

　変形性股関節症は、骨形態にのみ異常がみられる前関節症を基盤に、関節軟骨の変性、わずかに摩耗がみられる初期に進み、軟骨の摩耗がひどくなって骨棘形成や骨囊胞がみられる進行期を経過して、ついには軟骨が消失して関節の変形が著しい末期へと進んでいきます（図1）。進行のスピードは股関節脱臼の既往、臼蓋形成不全の程度や労働などの生活環境によって異なり、若くても末期に至る人もいれば、高齢でも初期のままに留まっている人もいます。

　人工股関節全置換術（THA）は末期に適応される手術で、寛骨臼回転骨切り術（RAO）は前関節症から初期に適応される手術であり、適応される病期が異なります。同じ年齢

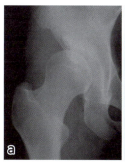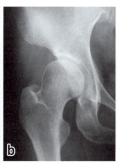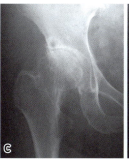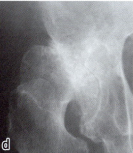

図1 変形性股関節症の病期
a：前関節症。骨形態の異常はあるが関節裂隙は正常。
b：初期。わずかに関節裂隙狭小化（軟骨の摩耗）があります。
c：進行期。著しい関節裂隙狭小化、骨囊胞などの骨変化があります。
d：末期。関節裂隙消失（軟骨消失）、著しい関節の変形がみられます。

でも術式が違うのはこのためです。

049 RAOを行った場合の側臥位制限はいつまで？

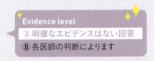

Evidence level
2：明確なエビデンスはない回答
Ⓑ 各医師の判断によります

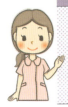

サマリー

骨癒合の進んでいない時期に手術側を下にした側臥位をとると、骨接合部が破綻してしまう可能性があります。部分荷重を開始する術後5週くらいからのほうが安全です。

　寛骨臼回転骨切り術（RAO）は臼蓋周辺をドーム状に切り、骨片を前外方に回転させて固定し、臼蓋の荷重部を大きくする手術です（**図1**）。骨片の固定には鋼線や各種の吸収性スクリューが使われますが、固定性は十分とはいえません。骨癒合の進んでいない時期から手術側を下にした側臥位をとると、骨接合部にかなりの重量がかかり、せっかくの骨接合部が破綻してしまう可能性があります。

　一般的な術後スケジュールでは、術後5週くらいから部分荷重を開始するので、同側下の側臥位もこのころから始めるほうが安全です。対側下の側臥位は術後翌日から可能です。

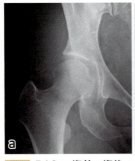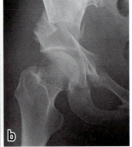

図1 RAOの術前・術後のX線
a：術前。b：術後。
移動臼蓋は吸収性スクリューでしっかり固定されていますが、荷重できるほど強固とはいえません。

Chapter 6

第 **6** 章

THA

※本章での統一表記
人工股関節全置換術（total hip arthroplasty：THA）

Chapter 6 THA

治療

No.050〜056　大阪急性期・総合医療センター整形外科 主任部長　西井　孝
No.057〜063　大阪急性期・総合医療センター整形外科 医長　小柳淳一朗

050　前方アプローチ、前側方アプローチ、後方アプローチの違いは？

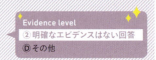

Evidence level
② 明確なエビデンスはない回答
Ⓓ その他

　THAではどの部位に皮切を加え、どの筋肉を切り離したり筋肉間を分けて股関節を展開し、大腿骨頭を前方か後方のどちらに脱臼させて手術操作を進めていくのかは、術後の機能回復や脱臼などの合併症リスクに大きな影響を及ぼす可能性が考えられています。1900年代半ばから人工関節が股関節治療に用いられるようになるとともに、前方、外側、後方などの代表的手術アプローチが考案されてきました。現在はレトラクターやブローチハンドなどの手術器具、手術台、使用インプラント形状などを改良しながら、筋肉の切離・剥離範囲、皮切長が小さい、侵襲性を抑えたアプローチへの修正が進められています。

　現在の代表的な低侵襲性アプローチの概要を説明します。

≡ 前方アプローチ（図1①）

　仰臥位で、大腿筋膜張筋の前方から進入して股関節を展開し、大腿骨頭を前方に脱臼して手術操作を行います。最近は、筋腱を切離しない前方進入法はdirect anterior approach（DAA）と称され注目されています。股関節後方の外旋筋群が温存されるため、歩行などの機能回復が早くなることや、軟部組織抵抗性によって術後の後方脱臼のリスクが低くなることが期待されています。皮切が外側大腿皮神経の走行部位に近いため、術後に神経傷害によって大腿前面・外側のしびれ・知覚鈍麻が出現するリスクがあります。

前側方アプローチ（図1②）

前方アプローチより少し後方から進入するアプローチで、大腿筋膜張筋と中殿筋の間から進入し、大腿骨頭を前方に脱臼して手術操作を行います。中殿筋前方を部分的に切離する方法と切離しない方法、仰臥位または側臥位で手術を行う方法など、いくつかのバリエーションがあります。前方アプローチ同様、術後の後方脱臼リスクの低減が期待されています。前方アプローチと異なり、大腿筋膜張筋と中殿筋は同

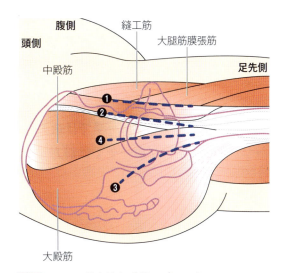

図1 THAの代表的な手術アプローチ
（AO Foundation. https://www.aofoundation.org/Structure/Pages/default.aspx より引用）

じ上殿神経で支配されており、その間の展開を近位部へ拡大しすぎると上殿神経障害によって筋萎縮などの機能障害をきたすリスクがあります。

後方アプローチ（図1③）

側臥位で、股関節の後方部に皮切を加え、大殿筋を筋線維に沿って分け、股関節後方の外旋筋群と関節包を切離し、大腿骨頭を後方に脱臼して手術操作を行います。寛骨臼側・大腿骨側とも良好な手術視野が確保しやすく、手術手技も習熟しやすいため、世界的にもっとも高頻度に用いられているアプローチです。前方・前側方アプローチと異なり、後方の外旋筋群・関節包を切離するため、切離した後方組織を術中に修復しないと術後の脱臼リスクが高くなることが報告されています。

そのほか、中殿筋・小殿筋を大転子の一部と併せて切離し、大腿骨頭を前方に脱臼して手術操作を行う外側アプローチ（図1④）などもあります。

それぞれの手術アプローチにはメリット・デメリットがあり、関節の弛緩性や大腿骨形状などの症例の特徴や術者の習熟性によって、各アプローチは使い分けられています。

参考・引用文献
1）日本整形外科学会ほか監. "THA 術後の脱臼対策は". 変形性股関節症診療ガイドライン 2016. 改訂第 2 版. 東京, 南江堂, 2016, 157-60.

Q51 前方系アプローチでは後方脱臼しないの？ 後方アプローチでは前方脱臼しないの？

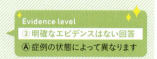

Evidence level
②明確なエビデンスはない回答
Ⓐ症例の状態によって異なります

サマリー

前方系アプローチでは後方アプローチに比べて、後方脱臼リスクは低くなりますが、症例の要因やインプラントの設置角度などによって後方脱臼する可能性もあります。

THA 後の脱臼にはおもに
①後方脱臼：股関節を屈曲＋内転＋内旋位をとった際に骨頭が後方に脱臼する。
②前方脱臼：股関節を伸展＋外旋位をとった際に前方に脱臼する。
の 2 タイプの機序があります（**図 1**）。

　前方・前側方・外側のいわゆる前方系アプローチでは、後方の外旋筋群・関節包は温存されるため、後方脱臼しそうになる肢位をとった際にそれら軟部組織の緊張・抵抗性が高まり、後方脱臼が防止される効果が見込まれます。

　一方、後方アプローチでは、股関節前方の筋組織部に侵襲を加えず前方の関節包も部分的に温存されるため、前方脱臼しそうになる肢位をとった際にそれら軟部組織の緊張・抵抗性が高まり、前方脱臼が防止される効果が見込まれます。

　多くの研究報告から総合的に検討された診療ガイドラインでは、前方系アプローチは後方アプローチに比べ術後脱臼を減少させる効果があることが示されています[1]。しかし、脱臼発生後に厳密に脱臼が前方か後方か判定することが困難な症例もあり、前方・後方脱臼それぞれの防止効果までは示されていません。一般的には脱臼は後方脱臼の頻度が高いので、まとめた脱臼頻度となると、前方系アプローチのほうが減少した結果となったと推定されます。

　しかし、脱臼リスクは手術アプローチを含め、**表 1** のように多くの要因に影響され

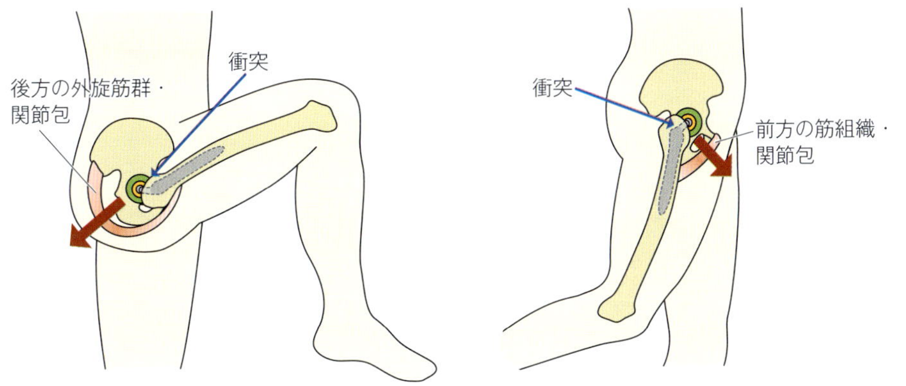

①後方脱臼　　　　　　　　　　②前方脱臼

屈曲＋SS内転＋内旋位で、ステム・大腿骨前方部がカップ・寛骨臼前方部に衝突し、テコの要領で骨頭が後方に脱臼します。

伸展＋外旋位で、ステム・大腿骨後方部がカップ・寛骨臼後方部に衝突しテコの要領で骨頭が前方に脱臼します。

図1 THA後の脱臼の機序

ます。前方系アプローチを用いても、インプラントのカップ・ステムの前捻角が過度に小さいと後方脱臼を発生する症例もあります。後方アプローチを用いても、関節弛緩性が強いと、股関節を接地せずに過伸展した際に前方脱臼する症例もあります。手術中の前方・後方脱臼に対する関節安定性をチェックした情報なども参考に、術者と相談しながら術後ケアを考慮してください。

表1 脱臼の要因

A. 不良な肢位
　例：転倒などで、過大な屈曲＋内旋の肢位をとってしまった
B. 症例の要因
　● 高齢者（筋力低下、骨盤後傾、認知機能低下など）
　● 股関節の可動域が大きい（関節弛緩性、骨頭壊死症など）
　● 骨盤・大腿骨が衝突しやすい形態（大腿骨前捻異常など）
　● 再置換術・感染後（周囲軟部組織機能の低下）
C. 手術による要因
　● 不良なインプラント設置位置・角度
　● 可動域の小さなインプラントの選択
　● 手術アプローチ

参考・引用文献
1）日本整形外科学会ほか監．"THA術後の脱臼対策は"．変形性股関節症診療ガイドライン2016．改訂第2版．東京，南江堂，2016，157-60．

052 前方系アプローチと後方アプローチでは離床までの時間が違うのはなぜ？

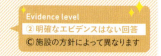

Evidence level
②明確なエビデンスはない回答
ⓒ施設の方針によって異なります

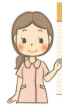

サマリー

一般的に、どちらのアプローチでも早期離床の術後スケジュールが用いられています。

早期離床の理由

　術後リハビリテーションでは、古くは一定のベッド上安静期間の後、3〜6週間程度かけて段階的に荷重を増やしていくスケジュールが用いられていました。しかし、近年はセメントレスTHAインプラントの初期固定性向上などもあり、術後翌日から離床・車椅子移乗を開始し、荷重も制限をかけずに順次歩行練習をすすめていくスケジュールが一般的に使用されています。早期離床・早期荷重をすすめることは、術後の歩行機能回復や入院期間の短縮が図られるとともに、深部静脈血栓症の発生頻度を下げることにも有効であることが示されています[1]。

　多くの施設では、前方系アプローチであろうが、後方アプローチであろうが、離床までの期間を変えていないのが現状です。どちらのアプローチを用いても、早期離床に支障のない安全な関節可動域や荷重支持性は得られていると考えているからです。術者の経験や以前からの方針によって、一定のベッド上安静期間や免荷期間を設けたスケジュールを用いている施設はあるかもしれません。ただし、しゃがみこみや正座など後方脱臼リスクが考えられる肢位を許可する時期は、アプローチによって変えていることはあります。

参考・引用文献

1) Buehler, KO. et al. Late deep venous thrombosis and delayed weightbearing after total hip arthroplasty. Clin Orthop Relat Res. 1999, 361, 123-30.

053 前方系アプローチと後方アプローチの選択の違いは？

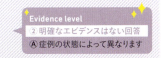
Evidence level
②明確なエビデンスはない回答
Ⓐ症例の状態によって異なります

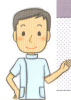

サマリー

手術アプローチ選択の明確な基準はありませんが、諸家から各アプローチに適する症例、適さない症例に関する見解は示されています。

異なる手術アプローチ法の臨床成績や合併症リスクを比較する臨床試験を行っていないのであれば、1つのアプローチ法に習熟することは円滑な手術遂行と合併症リスク低減に有利であるため、術者は有用性に対するデータや経験をもとに基本的に1つのアプローチ法を用いてTHAを行う傾向があります。ただし、各アプローチに適する症例、適さない症例に関する諸家からいくつかの見解は示されています。

前方系アプローチ

前方系アプローチは股関節後方の外旋筋群・関節包が温存され術後早期から軟部組織支持性による脱臼抵抗性が高いので、①大腿骨の前捻が少なく後方脱臼リスクが危惧される症例、②術後早期から仕事、スポーツ活動でしゃがみこみや平伏など脱臼リスクの高い肢位をとりやすい症例、③術前、両下肢の脚長差が乏しく、手術での脚延長量を最小限にしたい症例、などは後方アプローチよりも有利であると考える意見があります。一方、前方系アプローチはとくに手術中大腿骨側の操作が煩雑で手術視野が限られる傾向があるため、関節変形や可動域制限の強い症例、高度肥満例は、手術手技に習熟するまでは適応外にしたほうが望ましいとされています[1]。

後方アプローチ

後方アプローチは、後方の外旋筋群・関節包を切離し関節を展開するため、手術操作が容易で視野が良好で、①過去に骨切りや感染手術治療の既往、関節変形が強い症例、②再置換術例など広範な骨・軟部組織処理や煩雑な手術操作が必要な症例に有利なアプ

ローチと考えられます。

　一方、前方系アプローチに適する症例とされる、大腿骨前捻の少ない症例、術後脚延長量を最小限にしたい症例や術後脱臼リスクの高い肢位をとりやすい症例に対して後方アプローチを用いる場合、手術時に後方外旋筋群や関節包の軟部組織修復処置の併用、ステムネック前捻を修正できるモジュラー型インプラントの使用、コンピュータナビゲーションを用いた適正角度でのインプラント設置など、後方脱臼リスクを低減させる対策が重要と考えられています。

参考・引用文献
1）山村在慶ほか．"THAの実際 手術進入法"．人工股関節全置換術．改訂2版．菅野伸彦ほか編．京都，金芳堂，2015，109-48．

054　後方・外側アプローチより患者さんの負担も少なく、回復も早いのに前方系アプローチの手術件数は少ないのはなぜ？

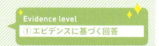
① エビデンスに基づく回答

サマリー

各アプローチは有効性、合併症リスク、各症例の適正、術者の経験などから選択されていますが、最近は前方系アプローチが増加傾向にあります。

各アプローチの頻度

　全国の主要施設から2006年2月〜2016年3月までに日本人工関節登録制度事務局に登録されたデータでは、前方アプローチおよび前外側アプローチ（以後、前方系アプローチとする）は22.4％、外側アプローチは33.6％、後方アプローチは42.9％の初回THA症例に用いられていました[1]。公表はされていませんが、2015年に限ると前方系アプローチ・後方アプローチ頻度はそれぞれ増加・減少し、同頻度程度に用いられているようです。

表1 前方系アプローチと後方系アプローチの比較

	前方・前外側アプローチ	後方アプローチ
日本での施行頻度	22.40%	42.90%
手術の難易度	高い（大腿骨側）	低い
脱臼リスク	低い	やや高い
軟部組織修復、ナビゲーション併用での脱臼リスク例		低い
術後の機能回復 ●術後2〜3週間	早い	やや遅い
●術後3カ月以降	かわらない	

（日本人工関節学会ほか．THAレジストリー統計．2016, http://jsra.info/pdf/THA20160331.pdf（2017年3月参照）／日本整形外科学会ほか監，"THAの術後の脱臼対策は"，"手術進入法がTHAの成績に影響するか"．変形性股関節症診療ガイドライン2016．改訂第2版．東京，南江堂，2016, 157-60, 196-9を参考に著者作成）

　手術アプローチの術後脱臼頻度や機能回復への有用性は報告によって結果のばらつきがありますが、過去の報告例を系統的に分析し専門医の意見も加味して作成されたわが国の診療ガイドラインからは**表1**のようにまとめることができます[2]。脱臼リスクは前方系アプローチや外側アプローチを用いれば、後方アプローチに比べ低下する効果が認められています。しかし、後方アプローチでも、手術展開時に切離した後方外旋筋群・関節包の軟部組織修復やコンピュータナビゲーション併用による適正角度でのインプラント設置を行えば、前方系アプローチとかわらない低い脱臼リスクの結果が得られています。

　術後の機能回復は、筋肉・腱の切離を最小限に抑えた低侵襲性の前方系アプローチを用いることによって、術後早期の歩行機能回復や患者満足度が良好で入院日数も短縮される効果が示されていますが、術後早期以降は機能・患者満足度などの臨床成績は後方アプローチとかわらないとする報告も多くみられています。

　仰臥位での低侵襲性前方系アプローチは術中の骨盤移動が少なくカップの良好な設置角度が得られやすい利点がありますが、大腿骨側の手術操作や術野の確保が難しい症例もあり、手技に習熟しないとステムの不良位置での設置や大腿骨骨折リスクが高くなる危険性も報告されています。各施設での手術アプローチは、現在まで得られている有効性・合併症リスク、各症例の適正、術者の経験、習熟度、好みなどによって、多様に選択されているのが現状です。

参考・引用文献
1) 日本人工関節学会ほか．THA レジストリー統計．2016, http://jsra.info/pdf/THA20160331.pdf(2017 年 3 月参照)．
2) 日本整形外科学会ほか監．"THA の術後の脱臼対策は"，"手術進入法が THA の成績に影響するか"．変形性股関節症診療ガイドライン 2016．改訂第 2 版．東京，南江堂，2016, 157-60, 196-9.

055 円背の強い患者さんは脱臼しやすい？

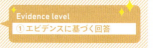

サマリー

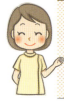

円背（脊椎後弯変形）の程度と脱臼頻度との関連性は明らかにされていませんが、脊椎後弯によるカップ設置角度異常の影響は注目されています。

円背と脱臼の関連性

　円背は、一般的には高齢者によくみられる腰・背部が後方に曲がった姿勢（脊椎後弯変形）のことで、脊椎の椎間板変形や、骨粗鬆症を背景とする圧迫骨折、腰背部周囲筋機能低下などが要因とされています。また、長期間重度の変形性股関節症に罹患した症例では、関節可動域制限や脚長差、骨盤姿勢異常などによって側弯や後弯などの脊椎変形を合併しやすいとされています。

　THA 術前の脊椎後弯などの変形と、術後の機能スコアが関連していることが報告されています[1]。円背の患者さんで統計学的に脱臼頻度が高いのかどうかに関する臨床研究はありませんが、脊椎後弯変形を有する高齢患者さんで前方脱臼が発生した 3 例の症例報告などがあります[2]。

　脊椎変形を有する高齢患者さんには、股関節周囲筋力低下や転倒などで不良肢位をとりやすいなどいくつかの脱臼リスク要因がありますが、なかでも脊椎後弯変形にともなう骨盤後傾（側面からみて、骨盤が後方に傾くこと。図 1）が専門家の間で注目されています。脊椎後弯例では頭部が体軸上になるように立位のバランスをとるため骨盤後傾をきたし、それにともない THA のカップの前捻角（前開き角度）が増大し、前方への脱臼リ

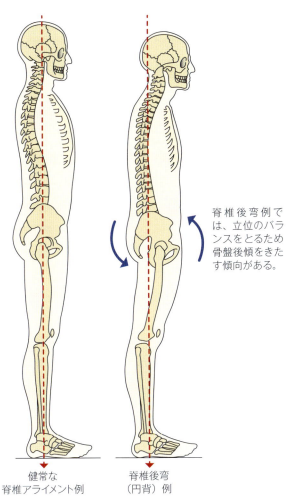
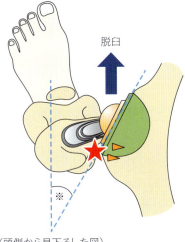

図1 脊椎後弯変形にともなう骨盤傾斜
(Kendall, FP. et al. Muscles : Testing and Function, with Posture and Pain. 5th Edition. Lippincott Williams & Wilkins, 2005, 560 より引用)

図2 カップの前捻角増大にともなう、前方への脱臼リスク

スクとなり得る機序が考えられています（**図2**）。一般的に術前の臥位で撮影されたX線やCTの骨盤位置に対してカップの設置計画は立案されていますが、臥位から立位で骨盤後傾が大きく増加する症例では、立位時に想定以上にカップ前捻が増大することになります。このような症例に対して、立位の骨盤後傾も考慮にいれてカップ前捻角の術前計画を行う試み[3]や、脊椎変形の矯正手術によるカップ前捻角度正常化の検証[4]などの臨床研究も行われていますが、脱臼リスク軽減への影響は明らかになっていません。

参考・引用文献
1) Ochi, H. et al. Sagittal spinopelvic alignment predicts hip function after total hip arthroplasty. Gait Posture. 52, 2016, 293-300.
2) Kobayashi, H. et al. Late Anterior Dislocation Due to Posterior Pelvic Tilt in Total Hip Arthroplasty. Open Orthop J. 10, 2016, 206-12.
3) Inaba, Y. et al. Preoperative planning for implant placement with consideration of pelvic tilt in total hip arthroplasty : postoperative efficacy evaluation. BMC Musculoskelet Disord. 17, 2016, 280.
4) Buckland, AJ. et al. Acetabular Anteversion Changes Due to Spinal Deformity Correction : Bridging the Gap Between Hip and Spine Surgeons. J Bone Joint Surg Am. 97(23), 2015, 1913-20.

056 人工骨頭が脱臼しにくいのはなぜ？

Evidence level
① エビデンスに基づく回答

サマリー

バイポーラー型人工骨頭では、股関節の大きな可動域と大きな外側の骨頭が脱臼防止に有用と考えられていますが、大腿骨頸部骨折に対する脱臼発生率は2～7％と報告され、脱臼発生がめずらしいわけではありません。

人工骨頭置換術

　人工骨頭置換術は大腿骨側のみ人工物置換を行う手術法で、寛骨臼側の障害が進行していない大腿骨頭壊死症の一部を除けば、多くは大腿骨頸部骨折症例に対して行われています。人工骨頭置換術では大腿骨インプラント（ステム）に小さな内側の骨頭を固定し、その骨頭を包み込みように大きな外側の骨頭をはめ込むバイポーラー型システム（図1）がわが国では多く使用されています。このシステムでは、股関節は内側の骨頭と外側の骨頭の間（図1①）、および外側の骨頭と寛骨臼の間（図1②）の2カ所で回転運動を行うことができるので、より大きな可動域が得られることが脱臼の防止に役立つ利点とされています。また、THAに比べ大きな外側の骨頭が使用されることも、脱臼防止に有用と考えられています。

　わが国の『大腿骨頸部／転子部骨折診療ガイドライン』では、大腿骨頸部骨折に対する人工骨頭置換術の脱臼発生率は2～7％と報告されており[1]、決して脱臼発生がめず

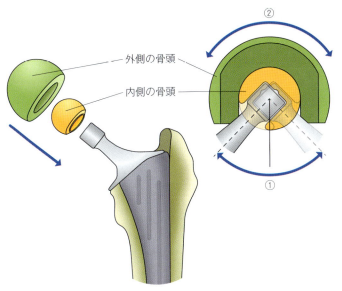

図1 バイポーラー型人工骨頭の仕組み

らしいわけではありません。前方アプローチと比較して、後方アプローチで発生しやすいとされています。

参考・引用文献
1) 日本整形外科学会ほか監. "脱臼発生率". 大腿骨頚部/転子部骨折診療ガイドライン. 改訂第2版. 東京, 南江堂, 2011, 222p.

057 ステムのセメント固定・セメントレス固定の使い分けは？

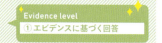

サマリー

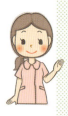

症例に応じてどちらを使用しても良いです。セメント使用、セメント非使用にかかわらず良好な長期成績が報告されています。わが国でのセメントレスステムのシェアはおよそ85％と多いものの、形状との良い適合性が得られない大腿骨形状（髄腔の広い症例など）ではセメント固定を用いられることが多いです。

『変形性股関節症診療ガイドライン』において、セメント使用THAのインプラント生存率は10～15年で80～91％、20～25年で77～84％、30～35年で73～78％であり、セメント充填手技、表面加工、使用機種によって成績にばらつきがみられるものの長期にわたって有用である（Grade B：中等度の根拠に基づいている）と述べられています[1]。また、セメント非使用THAのインプラント生存率は、寛骨臼側では10～14年で58～96.4％、15～20年で77～94.8％、大腿骨側では11～15年で92～100％、15～20年で85～100％、20年以上で95％で、デザインや表面加工によって成績にばらつきがみられるものの長期にわたり有用である（Grade B）と述べられています[2]。

わが国におけるセメントレスステムのシェアは2010年では83％、2011年では83％、2012年では85％、2013年では87％、2014年（推定）では87％と報告されていますが（図1）[3]、形状との良い適合性が得ら

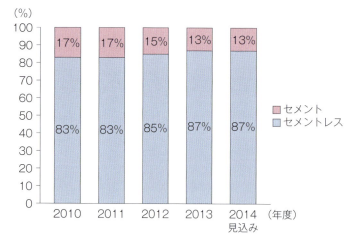

図1 ステムタイプの推移
（矢野経済研究所「2014年版 メディカルバイオニクス（人工臓器）市場の中期予測と参入企業の徹底分析」より抜粋）

れない大腿骨形状（髄腔の広い症例など）ではセメント固定を用いられることが多くなります[4]。

参考・引用文献

1) 日本整形外科学会ほか監. 変形性股関節症診療ガイドライン2016. 改訂第2版. 東京, 南江堂, 2016, 161-5.
2) 前掲書1). 166-71.
3) 矢野経済研究所. 2014年版 メディカルバイオニクス（人工臓器）市場の中期予測と参入企業の徹底分析.
4) 日本整形外科学会ほか監. 大腿骨頚部／転子部骨折診療ガイドライン. 改訂第2版. 東京, 南江堂, 2011, 100-1.

058 転位のある大腿骨頚部（内側）骨折に対するTHAと人工骨頭置換術との使い分けは？

Evidence level
1: エビデンスに基づく回答

サマリー

転位のある大腿骨頚部骨折に対する治療では、活動性が高い症例にはTHAを推奨します。

『大腿骨頚部／転子部骨折診療ガイドライン』では、転位のある大腿骨頚部骨折に対する人工物置換術を行う場合には、活動性が高い症例にはTHAを推奨し（Grade A：強い根拠に基づいている）、全身状態が悪い症例や高齢で活動性の低い症例には手術侵襲の少ない人工骨頭置換術を推奨する（Grade C：弱い根拠に基づいている）とされています[1]。人工骨頭置換術とTHAとの成績を比較したsystematic reviewではTHA群のほうが疼痛および再置換率も低いと報告されています[2]。

参考・引用文献

1) 日本整形外科学会ほか監. 大腿骨頚部／転子部骨折診療ガイドライン. 改訂第2版. 東京, 南江堂, 2011, 94-5.
2) Hopley, C. et al. Primary total hip arthroplasty versus hemiarthroplasty for displaced intracapsular hip fractures in older patients: systematic review. BMJ. 2010, 11;340, c2332.

059 体重が重いと、THAの耐用年数は短くなる?

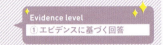

サマリー

肥満患者さんでも良好な長期成績ですが、合併症の割合は高くなると報告されています。また、肥満のため手術時間が長くなります。

平均BMI34(30〜37)患者さんに対するセメントレスステムを用いた最低18年(18〜27年)での生存率は、94%と肥満患者さんであっても良好であったと報告されています[1]。

一方、高BMI群でのTHAでは深部感染や脱臼などの合併症のリスクが増大し、手術時間の延長との関連を認めると報告されています[2,3]。

参考・引用文献

1) McLaughlin, JR. et al. Uncemented total hip arthroplasty using a tapered femoral component in obese patients: an 18-27 year follow-up study. J Arthroplasty. 29(7), 2014, 1365-8.
2) Ma, Z. et al. Meta-analysis shows that obesity may be a significant risk factor for prosthetic joint infections. Int Orthop. 40(4), 2016, 659-67.
3) Liu, W. et al. The influence of obesity on primary total hip arthroplasty outcomes: A meta-analysis of prospective cohort studies. Orthop Traumatol Surg Res. 101(3), 2015, 289-96.

060 メタルオンメタル（MoM）は有用？

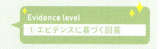

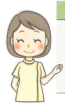

サマリー

大骨頭径メタルオンメタルTHAでは、比較的早期に金属摩耗粉と関連する合併症が報告され、ほぼ使用されなくなっています。

　大骨頭径メタルオンメタル（metal on metal：MoM）THAは、脱臼抵抗性および低摩耗という利点から、その使用が急速に増大しました。しかし、このタイプのインプラントのなかには、術後比較的短期間で疼痛やインプラント周囲の偽腫瘍とよばれる腫瘤性病変、インプラント周囲組織の壊死を誘発して、再手術を要する症例の報告が増加してきています。これらの合併症は金属摩耗粉との関連性が指摘されており、adverse reaction to metal debris（ARMD）と総称されます[1]。

　また、『変形性股関節症診療ガイドライン』には「MoM-THAは臨床的な優位性が明らかではなく、再置換術率も多く注意を要する。機種による成績の差があり、その臨床成績を確認して使用の可否を考えることが重要である」とも明記してあります[2]。

　わが国でのTHAにおけるMoM摺動面の割合は2010年では12%、2011年では6%、2012年では2%、2013年では1%、2014年（推定）では0%と減少しています。

参考・引用文献

1) 日本人工関節学会金属対金属人工股関節合併症調査委員会. Metal-on-Metal人工股関節全置換術合併症の診療指針（推奨）. 2016, http://jsra.info/pdf/Metal-on-Metal.pdf（2017年3月参照）
2) 日本整形外科学会ほか監. 変形性股関節症診療ガイドライン2016. 改訂第2版. 東京, 南江堂, 2016, 181-4.

061 THAの際、骨頭サイズはどのようにして選ぶの？

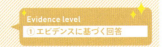

サマリー

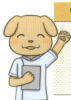

術者の裁量によります。なお、骨頭径が大きくなると脱臼率を低下させる効果があります。

　骨頭径が大きくなると、機械的可動域（**図1**）だけでなくjumping distance（骨頭が脱臼しはじめてから脱臼するまでに動く距離、**図2**）も拡大するため、脱臼率を低下する効果が期待できます。32mmもしくは36mm以上の骨頭径では28mm以下と比べて脱臼率を減少させたとの報告が多くみられます[1]。

　わが国での32mm以上の骨頭径は、2010年での42％から2014年では63％と増加しています[2]（**図3**）。

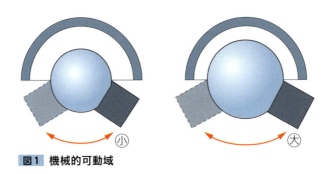

図1 機械的可動域

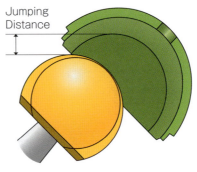

図2 Jumping Distance

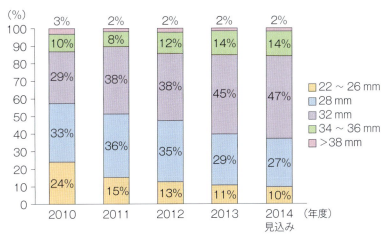

図3 THAにおけるヘッド径推移
（矢野経済研究所「2014年版 メディカルバイオニクス（人工臓器）市場の中期予測と参入企業の徹底分析」より抜粋）

参考・引用文献
1）日本整形外科学会ほか監. 変形性股関節症診療ガイドライン2016. 改訂第2版. 東京, 南江堂, 2016, 157-60.
2）矢野経済研究所. 2014年版 メディカルバイオニクス（人工臓器）市場の中期予測と参入企業の徹底分析.

  セメント固定THAでは出血量が少なくなるのは本当？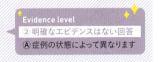

 サマリー

手術中の出血量は変わりません。

　セメント使用の有無にかかわらず、人工関節を設置する際の寛骨臼側・大腿骨側の手術操作がほとんど共通するために術中出血量は変わりありません。術中の出血量については、手術時間や平均血圧と相関する報告があります[1]。

　ただし、術後の出血についてはセメント使用によって露出している髄腔がなくなるため、減少する可能性はあります。

参考・引用文献
1）丸川正昭ほか．人工股関節置換術の術中出血量に影響を及ぼす因子について．麻酔．41(7)，1992，1180-2．

063 手術中セメントを使用すると血圧低下の原因になる？

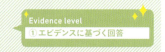

Evidence level
①エビデンスに基づく回答

サマリー

なり得ます。ただし、報告数では2001～2004年度の4年間で37例と多くはありません。

血圧低下になり得る要因として、①未重合の骨セメントモノマー（液体）が静脈内に吸収されることによって末梢血管拡張作用や心筋抑制作用をきたすことがあるため、②骨セメント注入時の大腿骨髄内圧上昇による血栓症、脂肪塞栓症を引き起こすことがあるため、③骨セメントやインプラント挿入による機械的刺激に対する血管反応のため、④その他などが考えられています。

骨セメント使用にともなう手術中の副作用として、死亡に至る重篤な血圧低下、ショック、肺塞栓などが出現することがあるため、厚生労働省は2005年に「骨セメント使用時における重篤な健康被害について」という安全情報[1]を出しており、そのなかで2001～2004年度の4年間での死亡などを含む重篤な副作用は37例と報告されています（同期間の骨セメント販売量は約34万個）。

高齢者、全身状態不良、心肺血管系疾患を有するリスクが高い患者さんには注意すること、緊急対応のできる麻酔科医などの監視のもとに使用すること、循環血液量を十分に保つこと、骨セメントがある程度重合するまで使用しないこと、塞栓になる可能性のある骨髄の組織（骨髄、骨片および血液）を十分に除去することなどの注意点が挙げられています。

参考・引用文献
1）厚生労働省医薬食品局．骨セメント使用時における重篤な健康被害について．2016，https://www.pmda.go.jp/safety/info-services/drugs/calling-attention/safety-info/0049.html#chapter1（2017年3月参照）

Chapter 6 THA

術後管理・看護

北里大学医学部整形外科学 助教 **福島健介**

064 THA当日に剃毛は必要？

Evidence level
① エビデンスに基づく回答

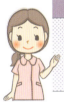

サマリー

THA当日の剃毛が感染の予防に有用とする明確なエビデンスはなく、むしろカミソリによる剃毛は行わないことが推奨されています。

剃毛と感染予防

『骨・関節術後感染予防ガイドライン2015』によれば、剃毛しないと骨関節の手術部位感染（surgical site infection：SSI）の発生頻度は高くなるという信頼できる報告はなく、むしろ皮膚を損傷する可能性の高いカミソリによる剃毛は行わないことが勧められています[1]。

人工関節周囲感染（periprosthetic joint infection：PJI）の診断と治療に関して世界的な基準を設立する目的で2013年に開催されたコンセンサスミーティングにおいて、「剃毛の適切な方法は？」、「剃毛はいつ行うべきか？」という設問が設定されて討論が行われました。

結果、「剃毛の適切な方法は？」という設問に対しては、シェービング（カミソリ、家庭用電動シェーバーを用いた剃毛）よりも手術用クリッパー（**図1**）を用いたクリッピングが望ましく、除毛を目的とした脱毛効果のあるクリームの有用性については不明であるという回答が強いコンセンサス（同意）を得ました。また、「剃毛はいつ行うべきか？」という設問に対し

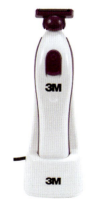

図1 手術用クリッパー
スリーエム ジャパン（株）

ては、必要であれば可能な限り執刀直前、つまり手術室での剃毛が望ましいとされています[2]。

参考・引用文献
1) 日本整形外科学会ほか監. 骨・関節術後感染予防ガイドライン2015. 改訂第2版. 東京, 南江堂, 2015, 134p.
2) 山田浩司編. 人工関節周囲感染対策における国際コンセンサス：204の設問とコンセンサス. 東京, シービーアール, 2016, 252p.

065 THA術後の離床や退院がどんどん早くなっているのはなぜ？ 数日で全荷重をかけても問題はない？

Evidence level
①エビデンスに基づく回答

サマリー

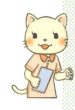

MIS（最小侵襲手術）はわが国でも多くの施設で定着しており、術後早期（術後1年程度まで）に関しては有効性が証明されています。しかし、骨粗鬆症を有する患者さんで、術中に感知できなかった骨折が術後のリハビリテーション中に発覚することがあるので注意が必要です。

MISの定着で早期離床、退院が加速

　THA術後の早期離床、退院は2000年代前半にminimally invasive surgery（MIS：最小侵襲手術）という概念が提唱された後から、急速にわが国でも広がり、多くの施設で定着しています。日本人工関節学会の行っている最新のレジストリー調査では、初回THAの44.3％にMIS手技が用いられていると報告されています。MISでは手術創の長さ（切開長）のみが強調されていましたが、近年は切開長というよりも周術期の出血量、筋腱および骨の切離量、手術時間、さらには患者さんの術後疼痛程度や満足度、術後の筋力や歩行能力などの機能を包括的に改善することが目標とされています。その結果、わが国でも5日間のクリニカルパスを導入している施設が出てきています。

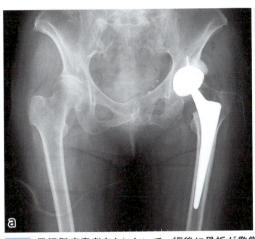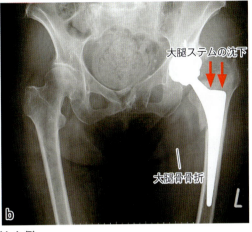

図1 骨粗鬆症患者さんにおいて、術後に骨折が発覚した例
70歳女性。骨粗鬆症の既往あり。とくに術中問題なく手術終了し（a）、クリニカルパスに沿って術後2日目から歩行訓練開始したものの、直後から疼痛の訴えあり。術後7日目に大腿骨の骨折とステムの沈下を認め（b）、再手術となりました。

　多くの研究で、術後早期（術後1年程度まで）に関してはMISの有効性が証明されており、切開創が小さく回復が早いことは患者さんおよび社会のニーズにも沿っているので、今後もこの傾向は加速することが予測されます。

　一方で、手術視野が制限されるために手術の正確性が低下する、ラーニングカーブが長いなどの問題があることも指摘されています[1]。また、近年は骨粗鬆症を有する患者さんに対するTHAも増加傾向にありますが、術中には感知できなかったステム周辺の骨折が荷重、歩行後に発覚する事例（**図1**）も報告されています。リハビリテーション時に患者さんが疼痛を訴えた場合には、即時に医師に報告し、画像検査を行うことが推奨されます。

参考・引用文献
1) 加畑多文ほか. 人工股関節全置換術におけるMISの功罪. 臨床整形外科. 51(2), 2016, 111-6.

066 THA術後創周囲のみに腫脹がある人もいれば患肢全体（下肢まで）に腫脹がある人もいるのはなぜ？

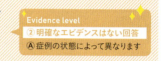
Evidence level
② 明確なエビデンスはない回答
Ⓐ 症例の状態によって異なります

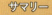
サマリー

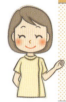

気を付けなくてはいけないものに深部静脈血栓症と深部感染が挙げられます。まずバイタルサインを確認して、血液検査で病態を確認することが重要です。

THA術後に気を付けるべきこと

　THA術後の下肢腫脹の原因としてはさまざまなものが考えられますが、気を付けなくてはいけないものとしては深部静脈血栓症（deep vein thrombosis：DVT）と深部感染が挙げられます。

深部静脈血栓症

　深部静脈血栓症はTHAにおけるもっとも注意すべき合併症の1つで、THA術後の発生率はわが国の報告でも20〜30％程度と報告されています[1]。DVTの臨床症状は患肢の疼痛、浮腫、腫脹でDVT単独では生命に危機を及ぼすことは少ないですが、DVTが原因で肺動脈が血栓によって閉塞する肺血栓塞栓症（pulmonary thromboembolism：PTE）を発症するとショック状態や心停止を引き起こすことがあるので、早期に発見することが重要です[2]。

　近年、DVT予防のために周術期に抗凝固薬を使用する施設が増えてきていると思いますが、抗凝固薬の影響による術後の異常出血による腫脹の報告もあります。それらがみられた場合は、至急血液検査を行い、ヘモグロビン値を確認して抗凝固薬の中止を検討したほうが良いでしょう。

深部感染

　THA術後深部感染の発生率は0.1〜1％程度と報告されています[1]。多くは創周囲の腫脹、発赤などがみられますが、重度の場合、下肢全体に腫脹がみられることもあります。このような場合も至急血液検査を行い、白血球値、炎症値の確認を行いましょう。

参考・引用文献
1) 日本整形外科学会ほか監．変形性股関節症診療ガイドライン2016．東京，南江堂，2016，242p.
2) 肺血栓塞栓症／深部静脈血栓症（静脈血栓塞栓症）予防ガイドライン作成委員会編．肺血栓塞栓症／深部静脈血栓症（静脈血栓塞栓症）予防ガイドライン．東京，メディカルフロントインターナショナルリミテッド，2004，116p.

067　THA術後にヒッププロテクターを装着する患者さんがいるが効果はある？

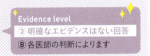

Evidence level
2) 明確なエビデンスはない回答
B) 各医師の判断によります

サマリー

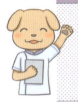

ヒッププロテクターは高齢者にとって、転倒時の大腿骨近位部骨折の予防に効果があるという報告がありますが、THA術後患者さんにおける有効性をはっきりと示すエビデンスはありません。

ヒッププロテクターの意義

　ヒッププロテクター（図1）は高齢者に対して、転倒の際に大腿骨大転子部に加わる衝撃を和らげ、大腿骨近位部骨折を予防することを主目的とした装具です。高齢者施設入居者における研究では、ヒッププロテクターは大腿骨頸部骨折の予防に効果があることが示されています[1]。

　THA術後の患者さんにヒッププロテクターを使用する意図としては、本来の目的である転倒時の骨折予防という目的よりも、低下した筋力をサポートする役割や脱臼の予防効果を期待していると考えられます。ヒッププロテクターをすることで患者さん自身も意識付けができ、危険肢位をとりにくくなることも考えられます。しかし、上記のとおり、今までのエビデンスのなかにTHAの術後におけるヒッププロテクターの有効性を示すものはありません。

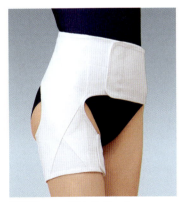

図1　ヒップOAサポーター
（アルケア）

参考・引用文献
1) Sawka, AM. et al. Hip protectors decrease hip fracture risk in elderly nursing home residents : a Bayesian meta-analysis. J Clin Epidemiol. 60(4), 2007, 336-44.

068 THA術後のドレーンはどこに挿入される？　また、ドレーンを入れる場合と入れない場合のメリット・デメリットを教えて

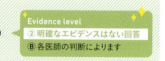

Evidence level
② 明確なエビデンスはない回答
Ⓑ 各医師の判断によります

サマリー

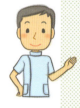

ドレーンは股関節内、つまりTHA後であれば多くが人工関節部に挿入されます。ドレーンの挿入にはメリット・デメリットがそれぞれあり、習慣的に入れている施設が多いですが、明らかな有用性を示すエビデンスはありません。最近はトラネキサム酸の投与などの出血対策によって、ドレーンを挿入しない施設も増えてきています。

ドレーン挿入のメリット・デメリット

　ドレーンは股関節内、つまりTHA後であれば人工関節部に挿入されることが多く、ドレーンの挿入は、術後の出血モニタリングの目的のほか、術後に創部で形成される血腫や死腔は手術創の治癒の遅れや手術部位感染（surgical site infection：SSI）を発生しやすいことから、血液や浸出液の排液を目的としています。

　一方で、ドレーンは外部から手術部位深層への逆行性感染の導管ともなり得ること、体位変換時や認知症患者さんなどにおける想定外の抜去などの問題もあります。近年、止血薬のトラネキサム酸の周術期投与によって術後出血量の減少を試みている例も多く、THA術後にドレーンを挿入しない施設も増えてきているようです。

　『骨・関節感染症予防ガイドライン 2015』における最近の報告では、ドレーン挿入の有用性を支持する論文は少なく、もし使用するのであれば術後出血が予想されるような症例に限って行い、習慣的に使用すべきではないのではないかと指摘されています[1]。加えて、使用するのであれば閉鎖性の吸引ドレーンを挿入し、術後できるかぎり早期

（術後 24~48 時間以内）に抜去することを推奨しています。

参考・引用文献

1）日本整形外科学会ほか監. 骨・関節術後感染予防ガイドライン 2015. 改訂第 2 版. 東京, 南江堂, 2015, 134p.

069 THA 術後に勧められないスポーツ・勧めることができるスポーツはなに？

Evidence level
2 明確なエビデンスはない回答
Ⓑ 各医師の判断によります

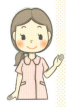

サマリー

近年、人工関節の進歩によって THA 術後の積極的なスポーツ活動が可能になってきています。多くのスポーツ種目は可能ですが、転倒の可能性が高い種目、股関節にかかる衝撃の大きい種目はあまり推奨できません。

THA 術後できるスポーツ、できないスポーツ

　近年、人工関節の強度や耐摩耗性、安定性の向上によって、THA を行った患者さんもスポーツ活動に積極的に参加できるようになってきています。

　THA 術後のスポーツ活動に関しては、股関節の専門家と世界的に認められた Hip Society と American Association of Hip and Knee Surgeons のメンバーによるアンケート調査が報告されており、われわれの施設では患者さんに説明するうえで 1 つの指標としています[1]。この報告では、「許可される」スポーツ、「経験者には許可する」スポーツ、そして「推奨されない」とされるスポーツに分類されています（**表1**）。一般的にはサッカーやバスケットボールなどのコンタクトスポーツは転倒の危険性が高く、推奨はされません。また、この報告では股関節にかかる衝撃度から分類してスポーツの推奨度を示しています（**表2**）。これによれば、ジョギングやエアロビクスなどは股関節にかかる衝撃が大きいため、人工関節が長期にわたって使用されるためには推奨されないとされています。

表1 THA後のスポーツ推奨度

許可	経験者には許可	許可しない	未決定
ゴルフ 水泳 テニス（ダブルス） 階段昇降 ウォーキング 競歩 ハイキング ボーリング トレッドミル ロードサイクリング ステイショナリーバイシクル ステイショナリースキー ローインパクト・エアロビクス 漕船 ダンス ウェイトマシン	ダウンヒルスキー クロスカントリースキー ウェイトリフティング アイススケート ローラーブレイド	スカッシュ ジョギング サッカー バスケットボール フットボール 野球 ソフトボール スノーボード	テニス（シングルス） 格闘技

(Sawka, AM. et al. Hip protectors decrease hip fracture risk in elderly nursing home residents：a Bayesian meta-analysis. J Clin Epidemiol. 60(4), 2007, 336-44 より著者改変)

表2 スポーツ種目別衝撃度とTHA後のスポーツ推奨度

種目	衝撃度	推奨度
ゴルフ	low	許可
水泳	low	許可
ウォーキング	low	許可
ステイショナリースキー	low	許可
トレッドミル	low	許可
ステイショナリーバイシクル	low	許可
ボーリング	low	許可
漕艇	low	許可
サイクリング	low	許可
競歩	low	許可
クロスカントリースキー	low	経験者
シングルテニス	intermediate	未定
ダブルステニス	intermediate	許可
階段昇降	intermediate	許可
ダウンヒルスキー	intermediate	経験者
スノーボード	intermediate	許可しない
ウェイトマシン	intermediate	許可
ウェイトリフティング	intermediate	経験者
アイススケート	intermediate	経験者
ローラーブレイド	intermediate	経験者
ローインパクト・エアロビクス	intermediate	許可
スカッシュ	high	許可しない
ジョギング	high	許可しない
コンタクトスポーツ	high	許可しない
野球	high	許可しない
ハイインパクト・エアロビクス	high	許可しない

(Sawka, AM. et al. Hip protectors decrease hip fracture risk in elderly nursing home residents：a Bayesian meta-analysis. J Clin Epidemiol. 60(4), 2007, 336-44 より著者改変)

実際の臨床現場では、この**表1・2**をふまえたうえで患者さんの求めるニーズと人工関節の素材や安定性、患者さんの筋力や運動能力を加味して、個々の患者さんに対してできるスポーツを提示するのが望ましいと考えます。

参考・引用文献
1）Klein, GR. et al. Return to athletic activity after total hip arthroplasty. Consensus guidelines based on a survey of the Hip Society and American Association of Hip and Knee Surgeons. J Arthroplasty. 22(2), 2007, 171-5.

Q70 THA術後の創部のガーゼ交換の回数はどんなドレッシング材を使用する？ また、創部からの浸出が持続していると判断する基準は？

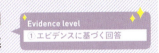
Evidence level
①エビデンスに基づく回答

サマリー

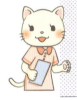

ドレッシング材の種類にかかわらず、可能な限り創部は手術室で閉鎖し、創外と交通させないことです。手術切開部位から術後72時間以上浸出が続けば、浸出が持続していると判断して良いでしょう。

ドレッシング材をどう選ぶか

　現在、創部のドレッシング材はさまざまなものが発売されています。ドレッシング材を選択するポイントとしては、「創部を直接観察できるか否か」、「創部が創外と交通するか否か」という2点が挙げられます。ガーゼはもっとも汎用される被覆材ですが、創部を直接観察できず、創外と双方向に交通するためにガーゼ外に浸出があった場合には逆行性の感染を生じる可能性も考えられます。

　前述のコンセンサスミーティングでは「人工関節術後の創に対する最適なドレッシング材は何か？」という設問に対して、入手できればアルギン酸塩（ソーブサン®など）やハイドロファイバー（アクアセル®など）を含有した閉鎖性（創部が創外と交通しない）

ドレッシング材の使用を推奨するという回答が（63％の同意）示されています[1]。ドレッシング材の成分に関しては現在のところはっきりとした結論は出ていませんし、コストの問題も考慮しなくてはいけないと思いますが、仮にガーゼを用いるとしてもフィルム材を用いるなど、可能な限り創部を閉鎖して創外と交通させないことが望ましいでしょう。

創部から浸出が持続していると判断できる基準

　創部の観察に関しては、局所の状態は非常に大事な情報ですが、感染の判断に関しては浸出の持続がより重要と考えられます。創部からの浸出が持続していると判断する基準に関しては、「手術切開部位から術後72時間以上浸出が続くこと」とコンセンサスミーティングでは定義され、強いコンセンサスを得ています[1]。

参考・引用文献
1）田中栄ほか監. 人工関節周囲感染対策における国際コンセンサス：204の設問とコンセンサス. 東京, シービーアール, 2016, 252p.

071 THA術後10〜15年間脱臼することなく生活していた患者さんが、いつもと同じことをしていたにもかかわらず脱臼してしまうのはなぜ？

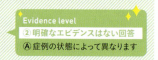
Evidence level
②明確なエビデンスはない回答
Ⓐ症例の状態によって異なります

サマリー
まずは認知症の発症などの患者さんに関する因子をチェックします。これが否定された場合、理由としては人工関節インプラントのゆるみにともなう移動の可能性、あるいは脊椎の影響が考えられます。

脱臼の原因

　脱臼にかかわる因子としては、①患者さんに関する因子、②手術や人工関節インプラントに関する因子、③術者に関する因子があるとされています（**表1**）[1]。THA術後10

〜15年間、脱臼することなく生活していたとなれば、③にかかわる因子は考えにくいです。まず判断しやすいのは①の因子です。①にかかわる因子としては、認知症の発症や進行、麻痺の出現が挙げられます。①の因子が考えられるとすれば補助具などの使用、生活環境の整備などが対策として考えられます。

インプラントのゆるみと移動

①の因子が否定された場合、理由としては大きく2つの可能性が考えられます。1つは、当初は良好な位置に設置されていた人工関節インプラントがなんらかの理由でゆるみをきたし、移動した可能性です。術後定期的な外来通院を継続していた患者さんではあまりこのようなことはありませんが、外来通院が途切れてしまっているなかで「普段とかわりないことをしていたのに突然脱臼をした」、あるいは「痛みが出た」というような症例は、「患者さん本人が気付かないうちにインプラントがゆるんで移動してしまっていた」ということがあるので注意が必要です。

もう1つの可能性としては、脊椎の影響です。脊椎と股関節は、われわれが動作を行ううえで密接に関連していることが知られています。近年、THAをした後に経時的に脊椎および骨盤のアライメントが変化するとの報告がみられています[2]。つまり、THAを行った時点では正しい位置に設置されていた臼蓋インプラントが、脊椎および骨盤のアライメントの変化によってゆるみはなくとも位置が変化してしまうことがあるのです（図1）。加えて、近年は比較的高齢者の脊柱変形や圧迫骨折に対して、長いインプ

表1 脱臼の危険性が高くなるといわれている因子

患者に関する因子	● 高齢（70歳以上） ● 合併症の存在 ● 女性 ● 再手術例 ● 外転筋力不足 ● 関節弛緩性をもつ ● 患者教育に対するコンプライアンス不良
手術や人工関節インプラントに関する因子	● 人工関節のデザイン（骨頭径やライナーの形状など） ● 人工関節のインピンジメント ● 軟部組織の緊張不足
術者に関する因子	● アプローチの選択（手術に関する因子でもある） ● 軟部組織の処置不足 ● 人工関節の設置位置の不良

（Brooks, PJ. Dislocation following total hip replacement: causes and cures. Bone Joint J. 95-B 11 Supple A, 2013, 67-9 より引用）

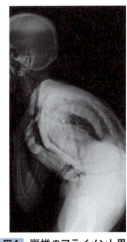

図1 脊椎のアライメント異常にともなうTHAの設置位置の変化例

75歳女性。著しい円背を認め、それにともなって臼蓋インプラントの前開きが著しく開大している。

ラントを用いて脊椎と骨盤のアライメントを矯正するような手術が行われるようになり、そのような手術の影響による脱臼例の報告[3]もあるため、これからはさらに注意が必要です。

参考・引用文献

1) Brooks, PJ. Dislocation following total hip replacement：causes and cures. Bone Joint J. 95-B 11 Supple A，2013，67-9.
2) Tamura, S. et al. Does pelvic sagittal inclination in the supine and standing positions change over 10 years of follow-up after total hip arthroplasty? J Arthroplasty. S0883-5403(16)，2016，30582-4.
3) Furuhashi, H. et al. Repeated posterior dislocation of total hip arthroplasty after spinal corrective long fusion with pelvic fixation. Eur Spine J．2016．［Epub ahead of print］

072 THA術後の脱臼を見つけるコツは？

Evidence level
2 明確なエビデンスはない回答
Ⓐ 症例の状態によって異なります

サマリー

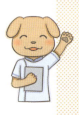

THA術後の脱臼は、術後早期にもっとも注意すべき合併症の1つです。術前に患者さんの脱臼リスクを評価しておきましょう。術後、可能であれば術者からその患者さんの危険肢位、脱臼のしやすさの情報を得ておきましょう。動作時に「コクッ」という音とともに、強い股関節部の痛みを自覚し、患肢に力が入らなくなった場合、脱臼の可能性が高いと考えられます。

THA術後の脱臼

　THAの術後脱臼は、術後早期にもっとも注意すべき合併症の1つです。術後早期の患者さんは関節内血腫もあり、軟部組織の安定化が得られておらず、筋力も弱いため、軟部組織の緊張が得られていません。加えて、脱臼肢位に対する理解が不足しているために不良肢位をとりがちになります。当院では、低侵襲手術（MIS）であろうとなかろうと術後2カ月まではとくに脱臼に注意するように患者さんに指導をしています。

　脱臼にかかわる因子としては、前述のように、①患者さんに関する因子、②手術や人

工関節インプラントに関する因子、③術者に関する因子があるとされています[1]。

患者さんに関する因子

患者さんに関する因子としては、代表的なものとして高年齢者、アルコール依存症や認知症、パーキンソン症候群の既往、脳血管疾患による麻痺の併存などが挙げられます。可能であれば術前にリスクを評価し、患者さん別にそれぞれの適切な脱臼予防プランを立案しておくことが望ましいと考えます。

手術や人工関節インプラントに関する因子

手術や人工関節インプラントに関する因子としては、患者さんの軟部組織の緊張度や手術アプローチなどが挙げられます。ほとんどの術者は手術中に脱臼テストというものを行い、患者さんの軟部組織の緊張度やどの肢位で脱臼しやすいかを評価しています。可能であれば術者からその情報を得て、術後の危険肢位や脱臼のリスクを確認しておくことも重要でしょう。

脱臼が起こったら

脱臼が起こった際、多くの患者さんは「コクッ」というような音とともに、股関節部の強い痛みを自覚し、下肢を動かせなくなり、多くの例で歩行困難となります。加えて、患肢の短縮を認めることがほとんどです（図1）。このような場合は早急にX線撮影を行い、脱臼の有無、それにともなうインプラントの破損、骨折の有無を確かめる必要があります。

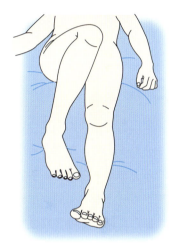

図1 典型的な後方脱臼時の肢位（屈曲・内転・内旋位、患肢の短縮を認める）

参考・引用文献

1) Brooks, PJ. Dislocation following total hip replacement: causes and cures. Bone Joint J. 95-B 11 Supple A, 2013, 67-9.

073 THA術後に脱臼が起こったときの経過スケジュールは？ 施設によって違うようだが……

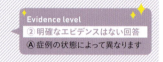

Evidence level
②明確なエビデンスはない回答
Ⓐ症例の状態によって異なります

> サマリー
>
>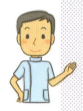
> 脱臼整復後の治療に関しては、どの方法、またどれくらいの治療期間がもっとも効果的かについては明らかではありません。4回以上脱臼した場合には再手術を考慮したほうが良いとされ、頻回脱臼を予防することが重要です。そのためには、医師と相談し脱臼の主因を把握することが必要です。

脱臼整復後の治療

　脱臼整復後の治療については、ベッド上安静のみ、股関節外転道具の着用、ギプス着用をして安静、ギプス着用をしてリハビリテーションなど、それぞれの施設によって異なる方法がとられているようです。しかしながら、どの方法、またどれくらいの治療期間がもっとも効果的かは明らかではありません。

　脱臼に関しては3回までの脱臼でその後反復しなかった例が65％に対して、4回以上の脱臼後反復しない例はわずか4.5％しかないという報告があり、4回以上脱臼した場合には再置換術などの再手術を考慮したほうが良いとされています[1]。

　前述のように、脱臼にかかわる因子としては、①患者さんに関する因子、②手術や人工関節インプラントに関する因子、③術者に関する因子があるとされています（p113,表1）[2]。それぞれの因子が組み合わさっていることが多いですが、まずは担当医（術者）と相談して、その脱臼においてどの因子がもっとも深く関与しているかを把握することが重要でしょう。患者さんの脱臼肢位に対する理解不足や筋力低下などの軟部組織の問題が脱臼の主因であるとすれば、頻回脱臼を防ぐことができる可能性が高いと考えられます。

　いずれにしても、担当医とのコミュニケーションを密にして、患者さんも含めて3者で脱臼を予防していく姿勢が重要と考えます。

参考・引用文献
1) Hedlundh, U. et al. The prognosis and treatment of dislocated total hip arthroplasties with a 22 mm head. J Bone Joint Surg Br. 79(3), 1997, 374-8.
2) Brooks, PJ. Dislocation following total hip replacement：causes and cures. Bone Joint J. 95-B 11 Supple A, 2013, 67-9.

074 THA術後の爪切り、靴下着用、靴ひも結びはいつからできる？

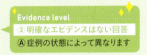

サマリー

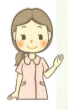

椅子に座った状態で床のものを取る動作においても、股関節屈曲角度は120°を下回るという研究結果があります。術中の脱臼テストでこの角度で脱臼をしなければ、理論上は術直後から許可できるのではないかと考えます。

THA術後に爪切り、靴下着用、靴ひも結びなどの股関節の深い屈曲運動を必要とする動作を許可するかどうか、いつ許可するかという基準は明らかでありません。施設によっては自己で行うことを推奨せず、器具などの使用を指導しているところもあるようです。

当院では脱臼肢位ではない股関節外転、外旋位（図1）であれば爪切り、靴下着用、靴ひも結びの動作に関しては、退院時（術後10日程度）には許可をしています。

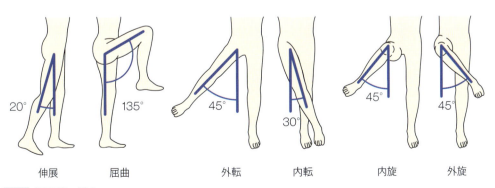

図1 股関節の動き

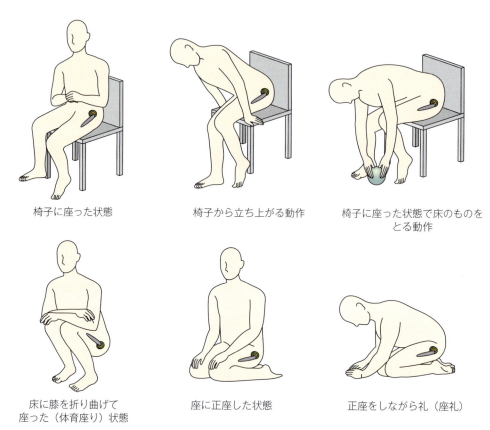

図2 検討した動作
(Sugano, N. et al. Dynamic measurements of hip movement in deep bending activities after total hip arthroplasty using a 4-dimensional motion analysis system. J Arthroplasty. 27(8), 2012, 1562-8 より転載)

股関節に必要な可動域は120°

　そもそも、それらの動作を行ううえで、股関節にはどれくらいの可動域が必要なのでしょうか？ THAの術後に①椅子に座った状態、②椅子から立ち上がる動作、③椅子に座った状態で床のものをとる動作、④床に膝を折り曲げて座った（体育座り）状態、⑤床に正座をした状態、⑥正座をしながら礼（座礼）をした状態で、股関節の動作解析を行った非常に興味深い研究があります（**図2**）[1]。この研究の結果、もっとも大きい股関節の可動域を必要とした動作は、③椅子に座った状態で床のものをとる動作時でしたが、その動作時でも屈曲の最大値は120°を下回りました（**表1**）。つまり、手術中の脱臼テストで股関節屈曲角度が120°でも脱臼を起こさなければ、爪切り、靴下着用、ひも結びは理論上、術直後から許可して良いのではないかと考えます。

表1 各動作で必要とした股関節可動角度（平均）

	屈曲角度	内転角度	内旋角度
欧米式の生活			
椅子に座った状態で床のものをとる動作	86°	−6.1°	−12°
椅子から立ち上がる動作	76°	−2.5°	−11°
椅子に座った状態	62°	−0.92°	−7°
和式の生活			
正座をしながら礼（座礼）	84°	−2.1°	−12°
床に膝を折り曲げて座った（体育座り）状態	80°	−8.6°	−9.2°
床に正座をした状態	61°	−1.2°	−15°

(Sugano, N. et al. Dynamic measurements of hip movement in deep bending activities after total hip arthroplasty using a 4-dimensional motion analysis system. J Arthroplasty. 27(8), 2012, 1562-8 より引用、著者改変)

参考・引用文献
1) Sugano, N. et al. Dynamic measurements of hip movement in deep bending activities after total hip arthroplasty using a 4-dimensional motion analysis system. J Arthroplasty. 27(8), 2012, 1562-8.

075 THA術後など、人工物を挿入していてもMRIは撮れるの？

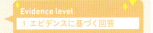
Evidence level 1 エビデンスに基づく回答

サマリー

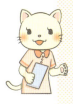

ほとんどのTHAインプラントはチタン合金で作製されており、MRIの撮像は可能ですが、できれば主治医または手術をした施設に確認したほうが確実です。また、必ず検査時には、THA術後であることを申告するように患者さんに伝えましょう。

MRIの撮像は可能だが必ず確認

　MRIは強力な磁場で撮影を行うために、事前に「磁性体」といわれる磁石にくっつくような物質や金属を保持していないかのチェックを慎重に行う必要があります。MRI検査時に確認が必要なものとしては、ペースメーカーや除細動器などの体内電子部品、脳動脈や消化管内視鏡時に使用したクリップ、マスカラなどの化粧用品、ニトログリセリン真皮浸透絆創膏（フランドルテープ）、入れ墨、補聴器などが挙げられます。また、

妊婦に対するMRI検査は、胎児への安全性が確立していないため基本的には避けるべきとされています[1]。

ほとんどのTHAインプラントはチタン合金で作製されており、MRIの撮像は可能です。しかしながら、可能であれば主治医または手術をした施設に確認したほうが確実でしょう。また、最近使用されるようになった3.0テスラMRIなどの高磁場MRIでは金属部の温度上昇なども懸念されており、検査時にはTHA術後であることを必ず申告するように患者さんにも伝えるべきでしょう。

参考・引用文献
1）宮地利明．MRIの安全性．日本放射線技術學會雜誌．59(1)，2003，1508-16．

Chapter 7

第 **7** 章

膝関節

Chapter 7 膝関節

病態・治療

独立行政法人地域医療機能推進機構（JCHO）大阪病院整形外科 医長 山田裕三

076 最近、膝関節半月板損傷に対して半月板縫合術がよく行われるようになったのはなぜ？

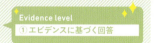
Evidence level
① エビデンスに基づく回答

半月板切除より温存

　半月板切除術後に高い割合で変形性膝関節症が生じることが知られるようになり、近年では可能な限り半月板を温存することがすすめられています。半月板は線維軟骨という柔らかい組織で形成されており、①衝撃吸収、②荷重分散、③関節の安定性など、膝関節にとって重要な役割をもっています。半月板を切除すると、将来、人工関節全置換術への危険性が約3倍になるとの報告もあり、半月板を温存することの重要性が再認識されるようになっています。さらに、近年、手術器具の開発によって、従来よりも容易に半月縫合術が行えるようになりました（図1）。

　現在、若年者やスポーツ選手、スポーツ愛好家における半月板損傷に対して適応がある場合には可能な限り縫合することがすすめられています。

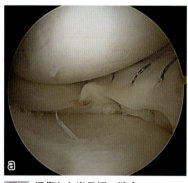
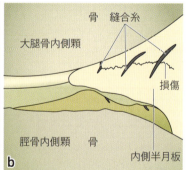

図1 損傷した半月板の縫合
a：関節鏡写真。b：aの説明イラスト

参考・引用文献

1) Rongen, JJ. Increased risk for knee replacement surgery after arthroscopic surgery for degenerative meniscal tears : a multi-center longitudinal observational study using data from the osteoarthritis initiative. Osteoarthritis Cartilage. 25(1), 2017, 23-9.

077 膝関節の手術は、ほかの関節の手術に比べて出血量や疼痛が強いように感じるが、なぜ？

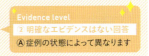
Evidence level
2 明確なエビデンスはない回答
Ⓐ 症例の状態によって異なります

膝関節の性質

人工膝関節全置換術の術後のドレーン出血量は300〜700 mLと報告されています。さらに関節外の出血（皮下出血など）が同程度あるといわれており、総出血量は600〜1,200 mLと報告されています。人工膝関節全置換術は血流が豊富な大腿骨、脛骨、膝蓋骨の3つの関節面を切除するため出血は多くなります。

また、膝前十字靱帯再建術の術後のドレーン出血量は300〜400 mLと報告されています。関節鏡を用いて行う手術ですが、大腿骨および脛骨に穴を作製して移植腱を通すため、骨からの出血で術後の出血量は多くなります。

術後出血は関節周囲や下腿全体の腫脹をきたし、疼痛の原因となります。膝関節は股関節よりも関節外の軟部組織（筋肉、脂肪など）が少ないため、関節外出血が生じると疼痛が強くなり、可動域も制限されると考えられます。さらに最近では、術後の深部静脈血栓症や関節拘縮、筋萎縮などの術後合併症の予防のために早期離床、早期荷重歩行がすすめられており、術後の安静期間が長かった以前と比較すると術後の疼痛が増強しています。

参考・引用文献

1) Yuan, ZF. et al. The combined effect of administration of intravenous and topical tranexamic acid on blood loss and transfusion rate in total knee arthroplasty : combined tranexamic acid for TKA. Bone Joint Res. 5(8), 2016, 353-61.

Chapter 7　膝関節

術後管理・看護

独立行政法人地域医療機能推進機構（JCHO）大阪病院整形外科 医長　山田裕三

078 アイシング時に膝窩を冷やすといけないと聞いたことがあるが、本当？

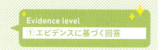
①エビデンスに基づく回答

膝窩部をアイシングする際の注意点

　膝窩部（しっか）のアイシングは禁忌ではありません。ただし、膝窩部には膝窩動脈・静脈や脛骨神経が走行しているので、長時間強く圧迫すると障害が生じる危険性があります。また、膝窩部の外側（腓骨頭の後方）には総腓骨神経が走行しています（**図1**）。この神経は皮下の浅いところを走行しているため、軽度の圧迫でも障害されることがあります。とくに膝装具（ニーブレースなど）の中に冷却アイテムを挿入すると、圧迫力が強くなるので注意が必要です。

　膝窩部をアイシングするときは、①強く圧迫しないこと、②長時間しないこと（一般的にアイシングは皮膚障害予防のために15〜20分以内が望ましい）、③神経障害の有無を観察する、などの点に注意することが必要です。

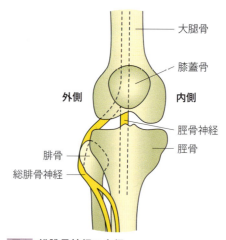

図1 総腓骨神経の走行

079 半月板損傷の術後に膝を曲げずに安静を指示することがあるが、患者さんによっては痛みがあまりないので膝を曲げたり荷重をかけることがある。膝の術後安静はどの程度、どれくらいの期間必要？

Evidence level
1 エビデンスに基づく回答

手術方法や半月板損傷の程度などで差がある

半月板損傷の手術には半月板縫合術と半月板切除術があります。

半月板縫合術では術後に膝を固定する必要があります。半月板は膝の屈曲にともない関節内で大きく動きます（図1）。そのために半月板を縫合した場合、半月板縫合部の安定化のために荷重の制限や膝の固定が必要となります。装具による固定期間は1～3週間、荷重制限の期間は3～4週間が一般的です。ただし、術後の安静期間は半月板損傷の程度や断裂の種類、さらには縫合方法によって異なります。後療法に関しては担当医に確認する必要があります。

一方、半月板切除術の場合、術後の荷重制限や膝の固定は不要ですが、疼痛や膝の腫脹が強い場合は、炎症の鎮静化が得られるまで積極的な歩行訓練を控えることがあります。

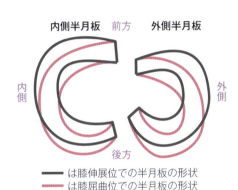

図1 半月板の動き（イメージ）

参考・引用文献
1) Bray, RC. et al. Vascular response of the meniscus to injury：effects of immobilization. J Orthop Res. 19(3), 2001, 384-90.

080 膝関節の前十字靭帯再建術と半月板縫合術を同時に行った場合、2週間非荷重を行っている。なぜ非荷重の期間を長くする？

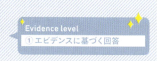

　半月板は血流が乏しいために治癒能力が低く、半月板縫合後の初期修復時期には局所の安静（荷重制限と屈伸制限）が必要となります。とくに荷重に関しては、半月板は大腿骨からの荷重が直接伝わるため、厳重な管理が必要です。

　半月板損傷の治療で重要なことは、①強固な縫合を行うこと、②半月板にとって安全な環境を保つこと、です。②のためには、術後早期に荷重や屈曲を制限する必要があります。

081 膝の術後に知覚鈍麻を訴える患者さんがいる。なぜ？

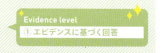

膝の術後の知覚鈍麻の原因

　膝関節術後の下肢のしびれの原因として、①腰椎麻酔の影響、②大腿部駆血帯の使用、③伏在神経損傷、④総腓骨神経麻痺、が考えられます。

　①は麻酔薬の種類によって作用時間は異なりますが、時間とともに改善します。②は、術中に駆血帯を使用した場合、下肢全体に知覚鈍麻をきたすことがあります。これは駆血帯で大腿神経および坐骨神経が絞扼されたために生じますが、通常は1日ほどで消失します。ただし、長時間（2時間以上）駆血帯を使用した場合、数日間知覚鈍麻が残存することがあり、術後の観察が必要となります。③は、膝関節の手術で脛骨近位の前内側に皮膚切開を加える術式では術後に下腿外側に知覚鈍麻が出現することがあります。これは伏在神経の一部が損傷したために生じます。伏在神経は感覚神経のため筋力の低下はみられません。特別な治療はなく経過観察となります。多くの場合、知覚鈍麻は残存しますが、範囲が小さくなることもあります。④は、術後の臥床時に生じることがあります。膝関節の後外側が圧迫されると障害されるので、装具や挙上枕などで圧迫

されていないか観察が必要です。

> **参考・引用文献**
> 1) Kerver, AL. et al. The surgical anatomy of the infrapatellar branch of the saphenous nerve in relation to incisions for anteromedial knee surgery. J Bone Joint Surg Am. 95(23), 2013, 2119-25.

082 膝の靭帯再建術や半月板縫合術の術後に膝固定装具（ニーブレース）を2～3週間使用している。なぜ必要？

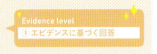

　再建した靭帯や縫合した半月板の保護のためにニーブレースを使います。靭帯再建術は大腿骨と脛骨に骨孔をあけて移植腱を通して骨に固定します。その固定力は骨折手術や人工関節置換術とは異なり、あまり強いものではありません。また、再建靭帯そのものの強度も強いものではありません。膝の固定装具を使用せずにすぐに可動域訓練や荷重歩行を開始すると術後成績が悪化するという報告があり、靭帯再建術の術後には数週間の膝関節可動域の制限が推奨されています。

　また、半月板縫合術後にも膝固定が必要となります。半月板は膝の屈曲にともない、大きく関節面をすべるように動くことが知られています。縫合部の治癒過程を阻害しないように、術後早期には膝の屈曲を制限する必要があります。

083 膝術後の膝関節の屈伸訓練にCPMマシーンを使用している。どのような効果がある？

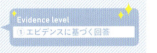

CPMマシーンの効果

　関節の可動域訓練には自動訓練（自分の力で動かす）と他動訓練（外部の力で動かす）があります。他動訓練は、術後早期の疼痛が強い時期から開始することができ、関節拘縮の予防として重要です。一般的に術後の運動訓練は理学療法士によって行われま

すが、時間的な制限があり十分な訓練をすることができません。そこで開発されたものがCPM（continuous passive motion）マシーンで、ベッドサイドにおいても時間に制限されることなく持続的に繰り返し他動運動をすることができます。CPMマシーンは関節周囲骨折や人工関節置換術、靱帯再建術、関節軟骨修復術などの術後に用いられます。関節拘縮予防や関節軟骨修復に有用であることが報告されています[1]（図1）。

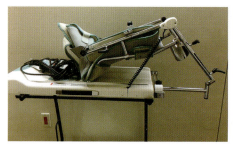

図1 CPMマシーン

参考・引用文献
1) Salter, RB. et al. Clinical application of basic research on continuous passive motion for disorders and injuries of synovial joints : a preliminary report of a feasibility study. J Orthop Res. 1(3), 1984, 325-42.

084　CPMマシーンはリハビリテーションでの他動運動と同じ効果がある？

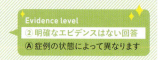

Evidence level
②明確なエビデンスはない回答
Ⓐ症例の状態によって異なります

CPMマシーンはあくまで補足

　CPMマシーンは理学療法士によるリハビリテーション（可動域訓練や筋力強化訓練、歩行訓練など）の補足と考えたほうが良いでしょう。CPMマシーンだけで十分な関節可動域を得ることはできません。理学療法士はさまざまな術式や個々の患者さんの状態（関節の痛みや腫脹、筋肉のかたさ）を判断して、適切に他動訓練を行っています。訓練室での訓練に組み合わせてCPMを行うことで、より効果的な改善が期待できます。

085 CPMマシーンの目標角度はどれくらいが良い?

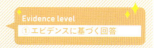

　CPMマシーンの目標角度は術式や個々の関節可動域の限界によって異なります。

　前十字靱帯再建術の場合、膝伸展位付近では再建した靱帯に強い力が加わるため、10〜20°の伸展制限が必要です。半月板縫合術では、膝を深く屈曲すると半月板の動きが大きくなるため90〜120°以上の屈曲には注意が必要です。また、人工膝関節全置換術の場合、患者さんごとに最大関節可動域が異なるので、術中の可動域を担当医に確認する必要があります。また、CPM訓練中の実際の膝関節の屈曲角度はCPMマシーンで設定した角度の約70％であり、この誤差を考慮した使用方法が重要です[1]。

参考・引用文献
1) Bible, JE. Actual knee motion during continuous passive motion protocols is less than expected. Clin Orthop Relat Res. 467(10), 2009, 2656-61.

Chapter 8

第 **8** 章

TKA

※本章での統一表記
人工膝関節全置換術（total knee arthroplasty：TKA）

Chapter 8 TKA

治療

関西医科大学総合医療センター 准教授 **德永裕彦**

086 TKA の耐用年数は？

Evidence level
①エビデンスに基づく回答

サマリー

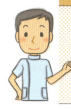

- 全体の 90％以上の方が術後 15 年以上再置換をせずに生存している報告があります。
- 70 歳代での手術が多いのでまず一生もつといっても良いでしょう。

　膝関節は大腿骨、脛骨、そして大腿四頭筋と膝蓋腱に支えられた膝蓋骨で構成されていて、大腿骨―脛骨間の内側・外側と、大腿骨―膝蓋骨間（膝蓋大腿関節）の計 3 カ所に関節があります。

　TKA とは変形性関節症（図 1）、骨壊死、関節リウマチなどで変形した膝関節の表面を取り除き、人工関節に置き換える手術方法です。

　一般的に TKA としてよく知られているのは 3 つの関節すべて、または膝蓋大腿関節を除く内・外両側の関節を人工関節に換えるものです（図 2）。

　ここでは、TKA の耐用年数について解説します。

　わが国でも人工関節の登録制度（人工関節手術後の患者データを全国レベルで学会へ登録する制度）が整備され活用されてきていますが、海外とくにスウェーデン、イギリスに一日の長があります。スウェーデンのデータに基づいて説明します[1]。

再置換 TKA の原因

　再置換 TKA の原因の約 30％以上は人工関節の無菌性のゆるみです。人工関節のゆるみは超高分子ポリエチレンの摩耗粉によって骨溶解が生じて起こると考えられていま

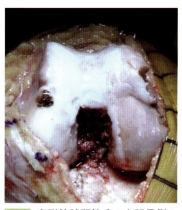
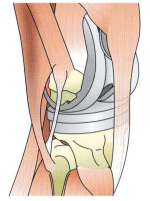

図1 変形性膝関節症の大腿骨側の関節面
一般的な内側型末期であり、向かって右側は完全に軟骨が消失しています。

図2 TKAのシェーマ（斜位）
理想的に人工関節が挿入された状態。

す。摩耗の程度は術後経過年数と活動性に比例するとされ、活動性を決める重要な因子は体重です。

感染による再置換は再置換全体の約20％とされています。

TKAの手術時年齢は平均70歳代です。65歳以下での再置換は65歳以上に比して2.5倍とされ、男性のほうが多いとされます。また、感染も有意に男性が多いとされています。

再置換TKAの頻度

スウェーデンの登録制度によるデータによれば、TKAの予後は良好であり、10年後の再置換頻度は関節症で4％であり、オーストリアでの登録による報告では6％でした[1]。手術時年齢を70歳以上に限定すると、さらに再置換の頻度は低下しています。現代のTKAに対するアプローチであれば、さらに人工関節の生存率は向上するものと思われます。しかし、比較的若年者での適応は慎重にすべきとされています。

わが国でも70歳代でTKAを受ける患者さんがとびぬけて多く、まず一生再置換をせずに過ごしてもらえると考えられます。

ただ、TKAの結果に満足していない患者さんの数は、再置換を必要としている患者さんより多く、スウェーデンの結果では術後2～17年で8％満足していない患者さん

が存在しているとされます。人工股関節置換術より満足度が低い傾向にあり、さらなる技術の向上と人工関節のデザイン改良が必要かもしれません。

参考・引用文献
1) Carr, AJ. et al. Knee replacement. Lancet. 379, 2012, 1331-40.

087 TKAを両側同日に行う場合と片側ずつ行う場合の違いは？

Evidence level
①エビデンスに基づく回答

サマリー
- 両側同時TKAは、適応を慎重に選び、十分に全身状態を観察し、熟練した術者によって行われれば有用な方法です。
- 高度な合併症がある症例では片側ずつ行うほうが安全と思われますが、麻酔のリスクは2回となるため、慎重に検討すべきでしょう。

両側同時TKAのメリット・デメリット

　変形性膝関節症は外傷がなければ退行性（加齢的）変化によって生じるので、両側に発症していることが多く、手術は両側に必要になることも少なくありません。両膝ともに同程度の疼痛と変形であれば、両側同日手術が考慮されると思います（図1）。

両側同時手術の利点
①麻酔は1回で済むので麻酔のリスクが軽減できる
②医療費は2回入院するよりも安い[1]
③同時に行えば痛みや変形は同時に解消され、リハビリテーションに支障がないと思われる
④同時では手術手技の統一が可能

両側同時手術の問題点
　同時TKAにおける侵襲は2倍になり、合併症の増加が危惧されて、現在まで議論されてきました。

海外では術後30日以内の死亡率、肺血栓塞栓症、同種血輸血の頻度は両側同日手術例に明らかに多いことが多くの論文から報告されています[2]。わが国では死亡率、肺血栓塞栓症については明らかではありませんが、輸血率は高くなるようです。われわれの経験でも輸血率は高くなっています。技術的にもある程度経験数がなければ両側同時は困難であるかもしれません。

　意外なことに深部創感染および再置換の比率は同時例のほうが少なかったという結果が得られています。神経の合併症、深部静脈血栓症、心疾患の合併症、浅層の創部感染についての差はありませんでした。

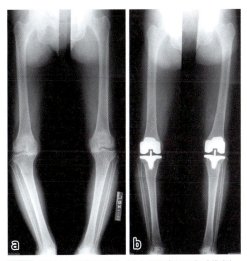

図1 高度内反変形膝に対する両側同時手術例
a：術前。b：術後。

　つまり、同時に行うか片側ずつにするかは患者さんの希望、患者さんの全身状態、医師の経験値、考え方に依存する事例となります。トラネキサム酸の使用が見直されている現在、両側同時でも出血量は抑えられ、貯血式自己血の準備や回収式自己血輸血を行うことで同種血輸血は回避できます。両膝同時に疼痛が消失し、変形が治るので患者さんの満足度も高いと思われ、筆者は両側同時手術を肯定しています。

　片側ずつ行う場合の間隔は医師の裁量にも依存しますが、麻酔の侵襲および年齢を考慮すると3～4週の間隔をあけて行うか、再度の入院で2～3カ月あけて行われるのが一般的と思います。

参考・引用文献
1) 龍順之助. "両側同時手術の是非─論点の整理". 人工膝関節置換術：手技と論点. 松野誠夫ほか編. 東京, 医学書院, 2009, 265-7.
2) Fu, D. et al. Comparison of clinical outcome between simultaneous-bilateral and staged-bilateral total knee arthroplasty：a systematic review of retrospective studies. J Arthroplasty. 28(7), 2013, 1141-7.

088 TKA 時に駆血帯を使用するかしないかの違いは？

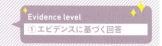

TKA 時における駆血帯の使用

　一般的に駆血帯を使用することは TKA を行うにあたって違和感のない行為かと思われます。筆者は 20 年以上駆血帯を手術開始から終了まで使用しており、2 時間を限度に 10 分間開放するようにしてきましたが、最近は 1 時間 30 分を超えることはまずありません。まれに駆血部位の皮下出血およびしびれを認めることはありますが、術後数週の後には消失しており、問題とはなっていません。

終始駆血帯を使用するメリット

　術野の止血行為がほぼ不要で良好な視野が得られ、手術時間短縮に寄与します。また、完全に止血されていることはセメントを使用する際の固定性の向上に効果があるとコンセンサスが得られています（図 1）。セメント固定が良好に行われなければ良好な長期成績は望めません。

部分的に駆血帯を使用するメリット

　最近、術後のドレーンを留置しない施設も増加しており、閉創する前に一度開放して止血する施設はあるようです。ただ、開放すれば一定量の術中出血は覚悟しなければなりません。

　一方、はじめから開放して手術を行い、セメント固定を行うときのみ駆血帯を使う施

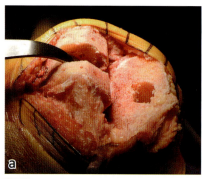
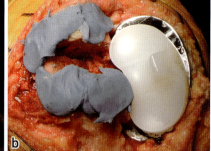

図 1 駆血帯使用時の骨切り後の膝
a：完全に止血されている膝。
b：セメントを大腿骨に置いた状態。

設はあります。限定的に駆血帯を使用することで駆血帯使用での合併症を減少しようという考えです。

駆血帯をまったく使用しないメリット

TKAでの有症候性肺血栓塞栓症（PE）の原因となる膝窩静脈より近位側に形成される 深部静脈血栓症（deep venous thrombosis：DVT）は、TKA時の止血帯・駆血帯使用群では50%の症例で認められたのに対し、止血帯・駆血帯非使用群においては25%とほぼ半減し、止血帯・駆血帯の非使用による手術は有症候性PEの発生予防において有効な手段であるとの報告があります[1]。

DVTの発生を危惧する場合は、手術の煩雑さや術中の止血操作による手術時間の延長を考慮しても、駆血帯非使用で手術が行われています。

参考・引用文献
1) 赤木将男. 膝関節治療におけるDVTとPE. MB Orthop. 18(3), 2005, 58-65.

089 膝蓋骨の置換はする？ しない？ また、置換した場合の看護は？

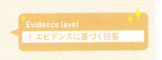
Evidence level
① エビデンスに基づく回答

TKAの際に膝蓋骨の置換をすべきか否かについては、意見の分かれるところです。膝蓋骨の変形が軽度の場合、置換しなくても膝前面の疼痛が出ない場合がありますが、置換／非置換の使い分けははっきりしていません[1]（図1）。

置換／非置換の詳しい調査の結果において、非置換のほうが膝前面の疼痛を生じる症例が多く、再手術に至る頻度も高い傾向にあるようです[1]。

置換しても手術時間の延長はわずかであり、置換したほうが成績は安定しているかもしれません。解剖学的に正常の形態に近い人工膝蓋骨も開発されており（図2）、手術後の膝前面の疼痛の出現を減らそうという試みが進んでいます。

使用する人工関節の機種によってもするかしないかは変わってきます。

置換／非置換の差での後療法に差はないので、術後の看護も同様に行ってください。かえって置換した場合のほうが膝前面の疼痛が少なく順調かもしれません。

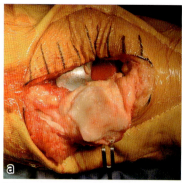
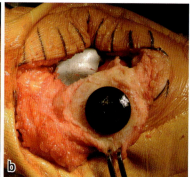

図1　膝蓋骨の人工関節置換
a：変形した膝蓋骨。
b：トライアルの人工膝蓋骨装着時。

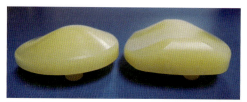

図2　人工膝蓋骨
左：従来の形状、右：解剖学的に正常の形態に近い形状。

参考・引用文献

1）松田秀一．"膝蓋骨の置換"．人工膝関節置換術：手技と論点．松野誠夫ほか編．東京，医学書院，2009，219-22．

090　TKAでの骨セメント使用の利点と欠点は？　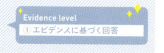

　骨セメント使用の術後成績は確立されたものがあり、TKAでの使用頻度は高いです。以下に骨セメント使用の利点と欠点を挙げます（図1）。

骨セメント使用の利点[1,2]

- 骨切りの不備を補える
- 強固な固定が初期から得られる（早期全荷重が可能で後療法がやさしい）
- 関節リウマチのような骨萎縮例に対応しやすい

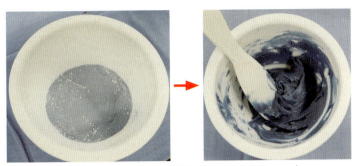

図1 青色に着色した骨セメント（ポリメチールメタクリレート）

- 骨切り面からの出血が防げる

骨セメント使用の欠点[1,2]

- 骨セメントの硬化時の毒性：おもに術中の一過性の低血圧
- 経年的な骨セメントの劣化にともなう人工関節のゆるみ
- 残存セメント細粒の影響：ポリエチレンが摩耗を起こす可能性がある
- 再置換時の骨量の減少、骨質の変化：再置換が困難な場合がある
- 感染への抵抗性の弱さ：セメントに抗菌薬を混ぜて使用することで対策は可能

　骨セメント使用での欠点は若く、体重が重く、活動性の高い患者さんに出やすい傾向があるといわれています。

　骨セメント非使用の利点・欠点は、骨セメント使用の場合と逆転すると考えてください。

参考・引用文献
1) 秋月章．"コンポーネントの固定法の選択：論点の整理"．人工膝関節置換術：手技と論点．松野誠夫ほか編．東京，医学書院，2009，227-8．
2) 早川和恵．"コンポーネントの固定法の選択：骨セメント固定人工膝関節"．前掲書1)，229-33．

091 TKA時にPCLを切除するのか温存するのかの選択基準はある？

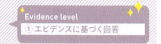

CR型とPS型の優劣

　TKAにおいて後十字靭帯（posterior cruciate ligament：PCL）を温存するCRデザイン（cruciate retention：CR、図1）と、PCLを切除して脛骨の尖ったpost（ポスト）と大腿骨のcam（カム）によってPCL機能を代償させるPSデザイン（posterior stabilizer：PS、図2）が現在存在します。PS型とCR型のどちらが優れているかは、論争が続いており結論は出ていません。

　どちらのデザインも長所・短所があり、どちらも良好な成績が報告されており、優劣はつけがたくなっています。本項目では「人工関節であれ、残せる機能（PCL）は利用する：CR」と「人工関節は独自の運動制御を行う：PS」のそれぞれの利点と反論を挙げます[1]。

　CR派の主張する利点[2]として、
- 生理的な運動パターンの再現
- 関節可動域の増大
- 骨-インプラントストレス軽減によるゆるみの減少、長期成績の向上
- 固有知覚の温存

があります。

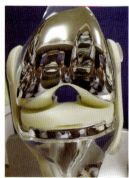
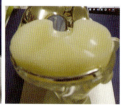

図1　CR型
脛骨インサートのPCCの存在する部分はへこんでいます。

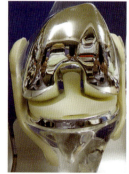
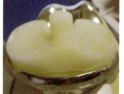

図2　PS型
脛骨インサートに尖ったポストがあります。

PS派の反論[2]として、
- 器械のほうが比較的規則的な運動パターンが得られる
- 関節可動域はPSのほうが良好であるという報告が多い
- ゆるみについてもっとも優れた長期成績を残したのはPSである
- 固有知覚について差はないとする報告は多い

ということです。

わが国ではTKAの半数以上でPSデザインが使用されています。今や、TKAは膝関節専門外の整形外科での一般的な手術になっている現状を踏まえると、PSのほうが手術はしやすいということかもしれません。

参考・引用文献
1) 星野明穂. "人工膝関節のデザイン：論点の整理". 人工膝関節置換術：手技と論点. 松野誠夫ほか編. 東京, 医学書院, 2009, 161-4.
2) 格谷義徳. "コンポーネントの固定法の選択：骨セメント固定人工膝関節". 前掲書1), 165-9.

092 TKAナビゲーションシステムの使用の有無で手術時間に差は生じる？

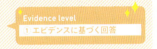

ナビゲーションシステムの課題

TKAのナビゲーションシステムとはコンピュータを使ってインプラント設置をより正確に行うために開発されたものです。

術前のCTを基本として使用するタイプ[1]とCTをしないタイプがあります。骨の位置情報を読み取るセンサーを設置するために膝関節周囲の骨に大きなピンを挿す必要があり、設置して情報を本体の機械に入れ込むまでの時間が必要です。また、医師が術野とナビゲーション画面とを交互に確認しながら手術をする必要があるため、手術時間が延長し[2]患者さんの身体への負担が大きくなるといった課題があります。

機械も大型で、導入のためのコストも高く、資金面と手術室のスペースの面から、大学病院など一部の限られた施設での使用に限られています。

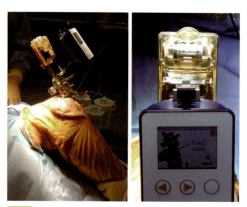

図1 簡易型ナビゲーションシステム

　簡易型ナビゲーションシステム（**図1**）は、機能が限定されるものの設定が簡単なため、使用しない場合と比較しても手術時間差はほぼないでしょう。

参考・引用文献
1）宮坂輝幸ほか．ナビゲーションTKAは有用か？従来法との比較から．BJN．5(1)，2015，123-31．
2）Siston, RA. et al. Surgical navigation for total knee arthroplasty：a perspective. J Biomech. 40(4), 2007, 728-35.

093　UKAの適応は？

Evidence level
1 エビデンスに基づく回答

適応の見きわめが肝心

　人工膝単顆関節置換術（unicompartmental knee arthroplasty：UKA）とは、十字靱帯を温存したまま内側または外側の片側のみの膝関節を人工物に置き換える手術です。UKA術後の骨折の理由は次項 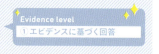 を参照してください。
　UKAの利点は全置換術（TKA）と比べて、①骨の切除量が少ない、②手術の傷跡が小さい、③膝関節内の靱帯（十字靱帯）を温存することができる、④身体への負担を軽減してスムーズなリハビリテーションや早期の回復を図れる（低侵襲）、⑤日常生活動作（activities daily living：ADL）の改善度が高いので患者さんの満足度が高い、⑥正

常の膝の感覚に近く、より良い術後機能が獲得される、⑦高齢者での使用もすすめられる、⑧より術後感染率が低い、⑨必要となればTKAに置換できる、などです。

利点の多いUKAを成功させるためには手術手技も重要ですが、手術適応をより厳密にしなければなりません[1]。なおUKAでも正座までは許されません。

前十字靱帯（anterior cruciate ligament：ACL）の機能不全状態は適応外のため、事前にMRIでの評価が必要です。

表1 UKAの適応
- 膝をしっかり伸展できる
- O脚およびX脚を認めるが程度は軽い
- 膝の内外側一方のみの疼痛
- 関節リウマチではない
- 膝の靱帯に異常なし
- 高度の肥満ではない

手術適応

適応疾患：内側型変形性膝関節症はACLが機能していれば適応となります。一般的にUKAが考慮されるのは骨壊死症で、なかでも大腿骨内顆骨壊死に対して行われることがほとんどです。

その他の適応：UKAは前述の条件の中で、**表1**と以下の項目を考慮して行われます。

①年齢：TKAよりも低侵襲であることから、比較的若年者から高齢者まで適応とされます。若年者では高位脛骨骨切り術と適応が比較されることになります[2]。

②膝の内反変形の程度：一般の変形性膝関節症でみられる内反変形が強い例には適応がなく、10°程度の内反変形であり、ストレスをかけることによって正常の下肢に矯正が可能な例に対して行われるのが普通です。

③関節可動域：関節可動域の悪い例は禁忌となります。

④肥満：比較的寛容と考えられますが、肥満度指数（Bone Mass Index：BMI）35 kg/m^2以上を超えるような例は慎重に検討すべきです。

⑤活動性：元来あまり活動性の高い患者さんには適応されず、骨切り手術が考慮されていました。最近は海外での活動性に関する研究結果が報告されるようになり、UKA術後の高齢者でもスキー、ゴルフ、卓球は許容されるようになっています。

一方でTKAよりUKAのほうが再置換率は高いという事実が存在しています。適応の見きわめと手術手技の熟練はUKAの成績向上の重要な因子です。

参考・引用文献

1) 乾洋. UKA手術適応と手術のこつ. BJN. 5(1), 2015, 51-9.

2）興村慎一郎ほか．UKA vs HTO：患者立脚型評価法を用いた患者満足度の視点から．BJN. 5(1), 2015, 45-9.

094 UKA術後の骨折はなぜ生じるの？

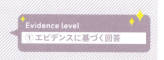

患者さん側の素因と手術操作による素因

　人工膝単顆関節置換術（unicompartmental knee arthroplasty：UKA）術後の骨折は比較的予想される合併症の1つで、頻度は2％程度です。骨折のほとんどは内側UKAを行った脛骨近位内側部に生じます。

原　因

　患者さんの素因と手術操作に関する素因に分けられます。

患者さんの素因

　骨粗鬆症は重要な因子とされ、次に肥満が重要とされます。

手術操作に関する因子[1,2]（図1）

　以下のような手術操作の素因が挙げられます。
- 脛骨を骨切りする際、刺入したピン穴のために脛骨の強度が低下した
- 脛骨中央部の垂直方向の骨切りが深く入りすぎた
- 脛骨インプラントのサイズが大きかった

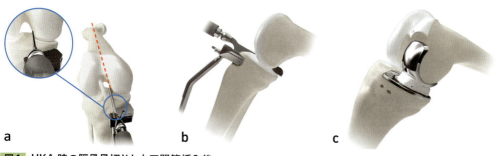

図1　UKA時の脛骨骨切りと人工関節挿入後
a：脛骨中央部の骨切り（正面）。b：脛骨中央部の骨切り（側面）。c：骨切り時のピン穴は残存。

- 脛骨インプラントの設置位置が後方すぎた
- インプラントを打ち込む際に強く打ち込んだためにひびが入っていた
- 内反変形が残っていたために内側に負担がかかりすぎた

　上記の因子は単独ではなく、絡み合って疲労骨折を生じるものと考えられています。

参考・引用文献

1) 小松輝大ほか. 人工膝関節単顆置換術(UKA)術後脛骨顆部骨折をきたした2例. 中部日本整形外科災害外科学会雑誌. 54(5), 2011, 1039-40.
2) 金子卓男ほか. 症例報告 術後脛骨内顆骨折を生じた人工膝単顆置換術(UKA)の2例. 臨床整形外科. 44(10), 2009, 1071-5.

Chapter 8 TKA

術後管理・看護

近畿大学医学部整形外科学教室 医学部講師 **森 成志**

095 TKAの術後の疼痛はほかの手術と比較して強い?

Evidence level
① エビデンスに基づく回答

サマリー

TKAはもっとも術後疼痛が強い手術に位置付けられており、術後疼痛は患者満足度を低下させ、術後の膝関節機能の低下や遷延性疼痛の原因につながる重要な問題です。

TKA後の術後疼痛

　筆者の経験上でも、TKAの術後には強い痛みを訴える患者さんが多い印象があります。術後鎮痛の重要性に注目が集まり始めた2007年ごろの海外の論文の冒頭において、外科手術のなかでも整形外科手術は術後の痛みがもっとも強い手技であり、TKAやTHAが施行される半数以上の患者さんに十分な鎮痛処置が施されておらず、術後早期に強い痛みを我慢している、と問題提起されていました[1]。

　TKAの術後疼痛がなぜ強いのかの明確な理由は明らかではありませんが、THAと比べると、知覚の敏感な体表面に近い部分に大きな侵襲が加わることや、伸縮性に富む軟部組織の厚みが薄いことなどが可能性として考えられます。術後疼痛は早期離床の妨げとなり、リハビリテーションの遅れによる膝関節機能の低下を招きます。術後早期の強い痛みの経験は後に残存する遷延性疼痛にも結び付き、もっとも重要な問題である患者満足度を低下させる原因となるため、われわれ医療従事者がきっちりと向き合う必要のある重要な問題なのです[2,3]。

参考・引用文献

1) Parvataneni, HK. et al. Controlling pain after total hip and knee arthroplasty using a multimodal protocol with local periarticular injections：a prospective randomized study. J Arthroplasty. 22(6 Suppl 2), 2007, 33-8.
2) Ryu, J. et al. Factors influencing the postoperative range of motion in total knee arthroplasty. Bull Hosp J Dis. 53(3), 1993, 35-40.
3) Bayley, KB. et al. Measuring the success of treatment in patient terms. Med Care. 33(4 Suppl), 1995, AS226-35.

Q96 創部だけでなく膝窩や大腿部が痛くなるのはなぜ？ また、膝下に枕を入れると痛みが軽減するのはなぜ？

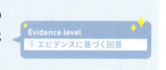

術後疼痛の発生機序

　手術の痛みは侵害性疼痛とよばれ、侵襲によって産生されたプロスタグランジンやブラディキニン、ヒスタミンなどの大量の炎症物質が組織内の痛覚伝達神経の自由終末である侵害受容器を刺激し、痛みを発生させると考えられています[1]。同時にこれらの炎症物質と出血によって、術直後から組織は腫脹します。腫脹によって組織内圧は上昇し、局所循環の悪化が腫脹をさらに増悪させ、痛みも増大します。

　痛みは当然、切開を加えた膝前面を中心に発生しますが、関節内に血腫が貯留し、とくに後方の関節包や筋腱が腫脹すると膝窩部の痛みを自覚して、膝の完全伸展が困難になります。手術時にターニケットが使用されている場合は、ターニケットの巻かれていた大腿部の痛みや、とくに止血時間が長時間に及べば神経阻血にともなう下肢全体の痛みやしびれを訴える場合もあり得ます。

参考・引用文献

1) Salerno, A. et al. Efficacy and safety of steroid use for postoperative pain relief. Update and review of the medical literature. J Bone Joint Surg Am. 88(6), 2006, 1361-72.

097 痛みのために離床が遅れる。なにか良い対応策はある?

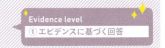

Evidence level
① エビデンスに基づく回答

サマリー

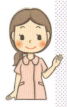

術後鎮痛は、単に痛みに対する鎮痛坐薬などの対症療法のみで達成されるものではなく、手術侵襲の軽減、神経ブロックや鎮痛カクテル注射など、手術時に行われる複数の鎮痛法との組み合わせによる多面的なアプローチによってはじめて成し遂げられるものです。

効果的な術後鎮痛法

　手術麻酔の効果がなくなった時点で患者さんは痛みを自覚するのですが、自覚された痛みをすべて消し去ることは決して容易なことではありません。もっとも頻用されている鎮痛法であるジクロフェナクの坐薬やペンタゾシン(ペンタジン®)の筋肉注射は、すでに自覚された痛みを抑制する鎮痛法ですが、やはり不完全になりがちです。そこで重要なのは痛みの産生を減らすことであり、次いで発生した痛みの情報をできるだけ伝達させないことです。

痛みの産生を減らす

　痛みの産生を減らすためには手術による侵襲自体を減ずることが必要で、組織への愛護的な操作に努め、皮膚や筋肉の切開量をできるだけ少なくし、手術時間を可能な限り短縮することが術後鎮痛の基本となります。痛みの伝達の遮断には、以前から持続硬膜外麻酔法が用いられてきましたが、血圧低下や悪心などの副作用がしばしば認められました。また、静脈血栓塞栓症の予防のため術後抗凝固療法がしばしば行われるようになった近年では、抗凝固療法による硬膜外血腫発生の懸念から、持続硬膜外麻酔法は用いられにくい状況になってきています。

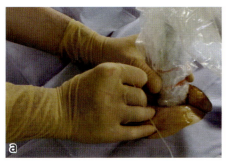
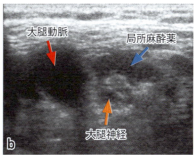

図1 大腿神経ブロック
a：エコーを用いた大腿神経ブロックの穿刺風景。
b：大腿動脈と大腿神経の位置関係。

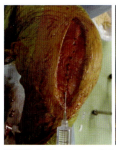
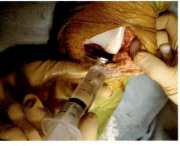

図2 鎮痛カクテル注射の施行風景
後方の関節包や関節包切開部にまんべんなく注射する。

表1 近畿大学医学部附属病院の鎮痛カクテル処方例

- 0.75％ロピバカイン
 （アナペイン®）............................ 20 mL
- 1％エピレナミン添加リドカイン
 （キシロカイン®）....................... 20 mL
- 塩酸モルヒネ................................. 8 mg
- ベタメサゾン
 （リンデロン®4 mg）....................... 2A

Total　43 mL

痛みの情報を遮断する

　そこで現在では大腿神経ブロックや坐骨神経ブロックなどに代表される末梢神経ブロックが用いられてきています[1]。エコーガイド下に神経の近傍にカテーテルを留置すれば、術後数日間の鎮痛法として用いることも可能です（図1）。また、手術創を閉創する直前に関節周囲軟部組織に局所麻酔薬やステロイド、あるいは塩酸モルヒネなどの鎮痛薬を混合して直接注射する、鎮痛カクテル注射が多くの施設で用いられるようになってきています（図2、表1）[2,3]。局所麻酔薬による末梢での痛覚伝導の遮断、ステロイドによる炎症物質の産生抑制、モルヒネによる中枢での痛覚認知抑制などの作用が併さり、相乗効果によって良好な鎮痛効果が発揮されると考えられています。モルヒネに対する感受性には個人差があるため、悪心や傾眠などの副作用が比較的高率に認められます。患者さんの体格や年齢に応じ、投与量を調節することやモルヒネなどの麻薬を使用しない選択も必要です。これら複数の鎮痛法を組み合わせて用いること

（multimodal pain management）によって、鎮痛座薬やiv PCA（経静脈的自己調節鎮痛法）の使用頻度が有意に減少することが示されています[2,3]。

　術直後のもっとも強い疼痛を十分に抑制することによって、患者さんは痛みの恐怖から解放され、離床はおのずと早期化するものです。しかし、これらの鎮痛法の効果がとだえる術後3日以降、やはり痛みは自覚され始めます。この時期の鎮痛にはおもに非ステロイド性消炎鎮痛薬（NSAIDs）やCOX-2選択的阻害薬などが使用されていますが、完全な無痛を得ることはなかなか困難です。近年では抗てんかん薬やプレガバリンなどの中枢作用型鎮痛薬の応用も試みられていますが、いまだ明らかな有効性は示されていません。中枢性作用型鎮痛薬の副作用によるせん妄や転倒増加の懸念もあるため、今後課題を残す部分です[4,5]。

参考・引用文献

1）Pagnano, MW. et al. Assuring a painless total hip arthroplasty : a multimodal approach emphasizing peripheral nerve blocks. J Arthroplasty. 21(4 Suppl 1), 2006, 80-4.
2）Vendittoli, PA. et al. A multimodal analgesia protocol for total knee arthroplasty. A randomized, controlled study. J Bone Joint Surg Am. 88(2), 2006, 282-9.
3）Busch, CA. et al. Efficacy of periarticular multimodal drug injection in total knee arthroplasty. A randomized trial. J Bone Joint Surg Am. 88(5), 2006, 959-63.
4）Dong, J. et al. The effect of pregabalin on acute postoperative pain in patients undergoing total knee arthroplasty : A meta-analysis. Int J Surg. 34, 2016, 148-60.
5）Hamilton, TW. et al. A Meta-Analysis on the Use of Gabapentinoids for the Treatment of Acute Postoperative Pain Following Total Knee Arthroplasty. J Bone Joint Surg Am. 98(16), 2016, 1340-50.

098 TKAの術後には、膝の固定や下肢の挙上が必要なの？

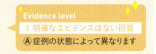

Evidence level
2 明確なエビデンスはない回答
Ⓐ 症例の状態によって異なります

サマリー

TKAの術後の患肢の固定や免荷は、最近の機種を使用した場合は基本的に必要ありません。

外固定や挙上の必要性

外固定

術後に膝関節をニーブレースやシーネなどで固定する意味は、止血を促し、腫脹を抑制し、手術創の治癒を促進させることにあります。関節内に吸引ドレーンが留置されている場合にはドレーンの脱落を防止し、体位変換などの看護を容易にする意味においても有用かもしれません。ただし、長期の固定は離床と可動域訓練の妨げになります。われわれは過去8年間にわたり、術後にドレーンの留置を行っていないこともあり、通常のTKAの術後には固定を行っていません。

一方、症例の特殊性から固定が必要と判断される場合もあります。膝周囲の腱・靭帯などが著しく脆弱であると判断される場合や、脛骨粗面骨切り（図1）や大腿四頭筋形成などの通常と異なる特別な操作を加えた場合のほか、関節リウマチなどで創治癒における合併症の発生が予測される場合などが該当します。

挙上

下肢の挙上も術後出血、腫脹の軽

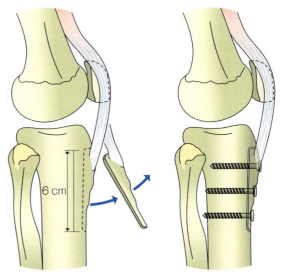

図1 術野の展開が困難な症例に対する脛骨粗面骨切り
骨切り部は手術終了時にねじやワイヤーで固定されます。

減を目的として行われます。「どの程度の高さに挙上するのが最良であるか」については明らかではありませんが、術後に枕で患者さんが安楽に過ごせる高さに挙上することに問題はないと考えます。少し古い前向き研究の結果では、股関節35°屈曲位の角度に挙上することで、出血量が有意に減少したとする報告も認められています[1]。ただ、膝下に枕を入れることによって膝関節は軽度屈曲位になります。当院ではTKAの術後はどうしても膝の伸展が不十分になりやすいので、術後早期から1日に数回、挙上のために用いる枕をかかとの下のみに設置して膝の完全伸展を促すように指導しています。

参考・引用文献

1) Ong, SM. et al. Can knee position save blood following total knee replacement? Knee. 10(1), 2003, 81-5.

099 TKAの術後、全荷重OKだったり免荷だったりバラバラだが、どのように分けている？

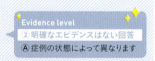

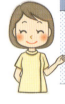

サマリー

症例や術式の特殊性によって、固定や免荷を必要とする場合があることを理解しておく必要があります。

術後の安静度

　骨セメントを使用するセメントTKAに関しては、術直後からコンポーネントの骨への強固な固定が完了しているため、患肢に全荷重をかけることができます。一方で骨セメントを使用しないセメントレスTKAについても、近年の機種デザインや材質の改良によって初期固定性が飛躍的に改善され、術直後から全荷重が許容できる機種が増加しています[1]。

　TKAの術後の荷重開始を遅らせるケースとしては、手術中に大きな骨移植を併用した場合、変形矯正や術野の展開のために骨切りを併用した場合など、特別な追加処置が行われた場合です（098の図1参照）。当院では、通常のTKA術後は術翌日から監

視のもとでベッドサイドでの起立訓練を開始し、膝崩れのないことを確認したうえで歩行器を用いて歩行開始としています。術後数日で歩行器での歩行が安定し、術後7〜10日にはT字杖をついて独歩が可能になります。

参考・引用文献
1）Dalury, DF. Cementless total knee arthroplasty：current concepts review. Bone Joint J. 98(7), 2016, 867-73.

100 TKAの術後は正座ができるの？ どうしても和式の生活がしたいと望まれた場合はどのように説明する？

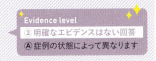

Evidence level
②明確なエビデンスはない回答
Ⓐ症例の状態によって異なります

サマリー

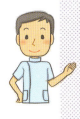

患者さんのなかには正座や和式の生活を要望される方がいます。術後に正座が可能な患者さんは確かに存在しますが、人工関節の設計を超過した姿勢であるため、必ずしも安全であるとはいえません。また、深い屈曲を必要とする正座、あぐらなどが必要となる和式の生活では、ひざまずき動作や床からの立ち上がり動作にも注意が必要です。

TKA術後の可動域、正座に必要な可動域

　TKAの術後に正座のできる患者さんは存在しますが、おおむね5％程度といわれています[1]。術前によく屈曲できている患者さんほど術後も曲がりやすい傾向はあり、また、深い屈曲を可能にするためのいくつかの手術のポイントは明らかにされてきています。しかし、どのような患者さんが最終的に正座ができるようになるかを予測することはいまだ容易ではありません。TKAを行った患者さんの平均的な術後屈曲角度はおよそ130°程度です。130°の屈曲が達成されれば、椅子やベッドを用いる洋式の生活においてこまることはほとんどないといえます。

　しかし、正座を可能とするためには150〜160°といった深い屈曲角度が要求され、

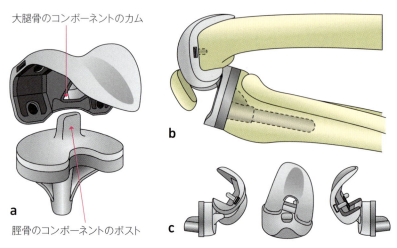

図1 PS型TKAの構造と正座しているTKA
a：PS型TKAには後方への安定化と深い屈曲を誘導するためのポストカム機構が備わっています。
b：正座しているTKA患者さん。
c：正座しているTKAの大腿骨・脛骨コンポーネントの関係。コンポーネント間の接触点は著しく後方に移動し、一部関節面から逸脱しています。また、ポリエチレン製の脛骨ポストに大きな負荷が加わっています。

さらに曲がるだけでは正座はできず、生理的な膝関節に備わる回旋運動が加わって初めて可能になります。正座の姿勢においては、人工関節の設計許容範囲から逸脱した部分で荷重していることが確認されており[2]、ポリエチレンの摩耗や破損の可能性からみても必ずしも安全な姿勢であるとはいえません（**図1**）。したがってTKAの術後患者さんについて原則的に正座は難しいといわざるを得ず、正座が可能な患者さんについても慎重な経過観察が必要です。

指導上の注意

　一方、145°以上の屈曲ができる患者さんの多くは床上であぐらをかいたり、横座りをすることが可能になると予測されます。床から立ち上がる際には膝前面を床につく、ひざまずき動作が必要となりますが、膝前面に手術創のあるTKAの術後患者さんはこの動作に痛みや違和感を自覚されることが多いです。固い床の上でひざまずくことは避け、座布団やマットなど柔らかい素材の上で行うように説明する必要があります。
　さらに機種の構造上、脛骨側にポストといわれる突起が存在し、これが大腿骨側と

合わさって安定する PS 型デザインの場合、床から立ち上がる際にポリエチレン製のポストに大きな負荷がかかります（**図1**）。日常生活動作での頻度や動作の強度によってはポストが破損しないとは言い切れないので、床から勢いよく立ち上がらない、何かにつかまって立ちあがる、片足ずつゆっくり立ち上がるなどの指導を行ったほうが安全でしょう。

参考・引用文献

1) Niki, Y. et al. Factors affecting the achievement of Japanese-style deep knee flexion after total knee arthroplasty using posterior-stabilized prosthesis with high-flex knee design. J Orthop Sci. 20(6), 2015, 1012-8.
2) Niki, Y. et al. Is greater than 145 |degrees| of deep knee flexion under weight-bearing conditions safe after total knee arthroplasty? : a fluoroscopic analysis of Japanese-style deep knee flexion. Bone Joint J. 95(6), 2013, 782-7.

101 TKA 後のドレーンからの排液量の目安を教えて。注意が必要となる排液量は？

Evidence level ①エビデンスに基づく回答

サマリー

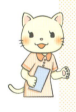

ドレーンは血腫形成を予防し、腫脹にともなう術後疼痛や創部の合併症、深部感染の予防などを目的に留置されます。術直後は1時間に100〜200mL程度の出血がみられますが術後数時間から自然に減少し、翌朝にはほぼ止血します。出血量の減少のためにはドレーンクランプが有効です。

TKA 術後のドレーン排液量

　TKA の術直後、ドレーンには時間あたりおよそ 100〜200 mL 程度の出血が認められます。TKA の術後出血の多くは、骨切除によって露出した骨髄と、関節包や滑膜、半月板などを切除した部位に存在する小動脈からの出血です。これらの出血は通常数時間後には減少しはじめ、ドレーン管腔内は徐々に漿液性に変化し、翌朝には 10〜20 mL/時間程度まで排液量が減少します。しかし、術直後の排液が漿液性とならず、

100 mL/時間以上の出血が持続する場合には、比較的大きな動脈性の出血が持続している可能性があります。このような場合、一度ドレーンチューブをクランプして数時間放置すると、関節内圧が上昇してほとんどの場合は止血されます。そのため、あらかじめ術直後にドレーンを数時間クランプしておいて、その後に開放するドレーンクランプ法が出血量を減少させるうえで有効です[1,2]。われわれの施設において、過去にドレーンクランプ法による術後ドレーン管理を行った症例の術後24時間での総排液量は平均431 mLでした。

　非常にまれなことですが、膝後面の膝窩動脈（しっかどうみゃく）が損傷されている場合には緊急の対応が要求されます。ドレーン内への出血が多いと判断される場合には、つねにこの可能性を念頭に置く必要があり、末梢動脈拍動や患肢の知覚運動障害の有無を確認して早期発見に努める姿勢が必要です。

参考・引用文献

1) Raleigh, E. et al. Drain clamping in knee arthroplasty, a randomized controlled trial. ANZ J Surg. 77(5), 2007, 333-5.
2) Pornrattanamaneewong, C. et al. Three-hour interval drain clamping reduces postoperative bleeding in total knee arthroplasty : a prospective randomized controlled trial. Arch Orthop Trauma Surg. 132(7), 2012, 1059-63.

102 ドレーンを留置しないと問題が起きる？

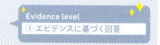
① エビデンスに基づく回答

サマリー

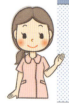

術後にドレーンを留置しなくても、合併症や術後回復の遅れは生じないとする報告が認められてきています。輸血回避のうえではドレーンの非留置は可能な選択肢といえます。

ドレーンのメリットとドレーン非留置の可能性

　ほかの外科手術と同様に、TKAにおけるドレーン留置の意義は、血腫を予防し、術

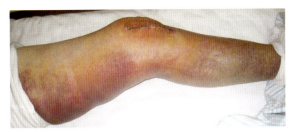

図1 術後にみられた広範な皮下出血斑

後の腫脹を軽減させることにあります。腫脹が軽減されることで術後疼痛が減少し、水疱形成や皮膚壊死などの創部合併症が回避されます。さらに血腫は感染の発生源になります。しかしドレーンを留置することで、管内での排液の逆流や刺入部の汚染が生じた場合には、逆に感染のリスクにもなります。また、出血にともなって関節内圧が上昇すれば止血効果が生じますが、ドレナージによって圧が低下すると出血量は増加します。

TKAの術後にドレーンを留置しない場合には、先に述べた創合併症や疼痛にともなうリハビリテーションの遅れ、そして深部感染が増加する危険があります。しかし、ドレーンの使用・非使用に関する15の研究に基づくメタ解析の結果では、ドレーンを使用することによって輸血頻度は有意に増加し、ドレーンを使用しないことによって創の感染や深部静脈血栓症などの合併症の発生頻度に差は生じず、術後膝可動域にも差は認められなかったと報告されています[1]。

われわれの施設では、2009年からTKAの術後のドレーン留置を廃止しました。閉創に際し、血腫が関節外に漏出しないように関節包切開を密に縫合し、手術終了時にトラネキサム酸1,000mgを関節内に注入しています。その結果、術前のヘモグロビン値が10g/dL以上ある患者さんにおいて同種血輸血を行うことは皆無となり、深部感染も増加していません。しかし、ドレーンを留置しないと広範な皮下出血斑を生じるケースが増加します。大腿内側部や下腿後面、足関節内側部など解剖学的低位である部分に、術後4〜5日目ごろに皮下出血斑が出現します（図1）。経時的に自然に消失しますが、患者さんの多くが不安を覚えます。心配がないことを事前に説明しておくほうが良いかもしれません。

参考・引用文献

1) Zhang, QD. Comparison between closed suction drainage and nondrainage in total knee arthroplasty : a meta-analysis. J Arthroplasty. 26(8), 2011, 1265-72.

103 術後のドレッシングの交換のタイミングは？創部のドレッシング材にはどのようなものが適している？

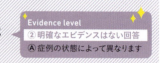

Evidence level
②明確なエビデンスはない回答
Ⓐ症例の状態によって異なります

サマリー

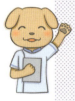

TKAの術後手術創は、閉鎖性のドレッシング材で覆えば、基本的に抜糸が完了するまで交換は必要なく、消毒も行いません。創治癒に適したドレッシング材として、近年ハイドロファイバードレッシングを推奨する意見が認められています。

ドレッシング材の種類

　TKAの術後に限らず、今日では手術創に対して毎日ガーゼ交換することはなくなりました。ドレッシング材の不必要な交換は形成された上皮を剝脱させ、消毒薬の塗布もかえって創傷治癒を遅延させます。したがって、手術終了時に閉鎖性のドレッシング材を貼付しておけば、著しい汚染や浸出液の持続がない限り交換する必要性はありません。適切に縫合された手術創は術後48時間で上皮化すると考えられています。交換が必要な場合でも、上皮化の完了する術後48時間以降が望ましいと考えられます。

　無菌的に縫合された一次閉鎖創は、基本的にどのようなドレッシング材でも正常に治癒します。しかし、綿製のドレッシング材は浸出液の吸収能に優れていますが、創と癒着し交換時に痛みや再出血をともなう可能性があります。一方、水蒸気透過性のドレッシング材は湿度を透過しますが、単独では吸収能が低いため、それほど浸出液の多くない創でも頻回の交換が必要になります。

　われわれは従来から非固着性の吸収パッド付き水蒸気透過性ポリウレタンフィルム製のドレッシング材である、オプサイト®POST-OPビジブルを術後のドレッシング材に使用しています。一方、近年アルギン酸ハイドロファイバードレッシング（アクアセル®）が浸出液の吸収能と殺菌力に優れていて交換の必要性が少なく、水疱形成などの皮膚障害の発生が少ないとして、これを推奨する意見が認められています[1]。

参考・引用文献
1）Ghanem, E. et al. Wound Management. J Orthop Res. 32, 2014, S108-19.

104 入浴はいつから可能？

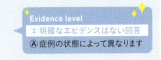

Evidence level
2 明確なエビデンスはない回答
Ⓐ 症例の状態によって異なります

　上皮化した縫合創に対しては、ドレッシング材は必要なくシャワー浴も可能といわれています。しかし関節は可動箇所であるうえ、TKA では直下の比較的浅い体内に大きな金属性インプラントが留置されているため、術後48時間から創を開放することはあまり行われてはいないと思われます。防水処置を行えば術後数日からのシャワー浴は可能と思われますが、われわれの施設では抜糸の完了した術後10日目以降に創を開放し、入浴を許可しています。

105 TKA 後のクーリングの必要性は？

Evidence level
2 明確なエビデンスはない回答
Ⓐ 症例の状態によって異なります

サマリー

術後の冷却療法は出血抑制や痛みの軽減、術後早期の可動域の改善に関して、ある程度の効果を期待することができます。

術後冷却療法

　術後に局所を冷却することで、痛覚神経伝導の遅延、発痛物質産生抑制、血管収縮作用によるさまざまな効果が期待されます。日常的に行われるアイスバッグによる冷却と、近年では一定温度での持続的な冷却ならびにカフによる圧迫効果を兼ね備えたクライオセラピー専用の装置も入手可能になっています。術後疼痛抑制効果、可動域の改善、出血量の減少など、有効性を示した複数の研究結果が認められています[1,2]。しか

し、これらの研究をもとにしたメタ解析では、TKA後のクライオセラピーは出血抑制や術後早期の可動域改善においてわずかに有効性が認められるも、輸血の回避や鎮痛薬の必要量、長期的な可動域の改善という意味では有効性は見いだせず、術後に日常的にクライオセラピーを推奨するには至らない、とする否定的な意見も認められました[3]。また、アイスバッグと専用の冷却機器の効果の比較では差がなかったとする報告も認められています[4]。しかし、痛みや腫脹の改善の目的で、患者さんは比較的良好に冷却治療を受け入れられることが多いと思われます。アイスバッグを用いた簡便な冷却療法は安価であり合併症も少なく、患者さんの腫脹や痛みに対する不安を取り除き、術後リハビリテーションを円滑に進めるうえでは良い後療法であると考えます。

参考・引用文献

1) Ni, SH. et al. Cryotherapy on postoperative rehabilitation of joint arthroplasty. Knee Surg Sports Traumatol Arthrosc. 23(11), 2015, 3354-61.
2) Kullenberg, B. et al. Postoperative cryotherapy after total knee arthroplasty : a prospective study of 86 patients. J Arthroplasty. 21(8), 2006, 1175-9.
3) Adie, S. et al. Cryotherapy after total knee arthroplasty a systematic review and meta-analysis of randomized controlled trials. J Arthroplasty. 25(5), 2010, 709-15.
4) Thienpont, E. Does advanced cryotherapy reduce pain and narcotic consumption after knee arthroplasty? Clin Orthop Relat Res. 472(11), 2014, 3417-23.

Chapter 9

第 **9** 章

骨粗鬆症

Chapter 9 骨粗鬆症

骨粗鬆症

大阪大学大学院医学系研究科整形外科 助教　**蛯名耕介**

106　骨粗鬆症薬にはどんなものがあるのか、違いがわからない。簡単に系統立てて教えて

Evidence level
① エビデンスに基づく回答

サマリー

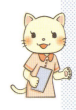

骨折リスクが軽度〜中等度の症例には①ビタミン製剤（活性型ビタミンD_3・ビタミンK_2）や②選択的エストロゲン受容体調節薬（SERM）が、骨折リスクが中等度〜高度の症例には、③骨吸収抑制剤（ビスホスホネート・抗RANKL抗体）が、それらの治療で効果が不十分な症例には④骨形成促進薬（テリパラチド）が考慮されます。

治療のポイント

- 骨粗鬆症の予防と治療は『骨粗鬆症の予防と治療ガイドライン2015年版』[1]に基づき行われます。
- 骨粗鬆症の予防と治療の目的は、①骨折を予防し、②骨格の健康とQOLの維持改善を図ることです。

病態と診断

病態

　骨粗鬆症は、「骨強度の低下を特徴とし、骨折のリスクが増大しやすくなる骨格疾患」と定義されます[1]。骨強度の約70％は骨密度で説明され、残りの約30％は骨質（骨微細構造・骨代謝回転・微小骨折・骨石灰化度など）で説明されます。骨組織は古い骨が破骨細胞によって吸収され、骨芽細胞が新しい骨を補充（リモデリング）することで新

陳代謝しながら劣化を修復し、強度を維持しています。この際に、骨芽細胞から産生される未成熟な類骨が、カルシウム・リン・ビタミンD・ビタミンKなどの作用によって石灰化することで成熟し、骨強度を獲得します。しかし、カルシウムの吸収能は加齢にともない低下しますが、ビタミンDは腸管・腎臓からのカルシウム再吸収を促進するために重要な物質です。

閉経後骨粗鬆症ではエストロゲンの欠乏によって破骨細胞が活性化することで骨吸収が亢進し、骨芽細胞による骨形成を上回るため、高骨代謝回転型の骨粗鬆症を呈します。加齢・閉経・生活習慣病（高血圧・脂質代謝異常症・糖尿病）や慢性腎不全・慢性閉塞性肺疾患などは酸化ストレスを増大させ骨コラーゲンの架橋異常を惹起し、骨強度を低下させます。

診　断

原発性骨粗鬆症の診断は、①椎体または大腿骨近位部の脆弱性骨折（立位の姿勢からの転倒かそれ以下の外力による骨折）の既往、②上記以外の部位（肋骨・骨盤・上腕骨近位部・橈骨遠位端・下腿骨）の脆弱性骨折の既往があり、骨密度（原則として腰椎または大腿骨頚部・近位部のうち、もっとも骨密度が低い部位が対象）が若年成人比較（腰椎は20〜44歳、大腿骨近位部は20〜29歳）の80%未満、③脆弱性骨折の既往がなく、骨密度が若年成人比較の70%以下または-2.5SD以下と定義されます[1]。

治療方針

原発性骨粗鬆症の薬物治療開始基準は上記診断基準と一致しています。それに加え、骨密度が若年成人比較の80%未満で70%以上であっても、①大腿骨近位部骨折の家族歴あり、②FRAX®（個人の将来の骨折リスクの評価ツール）での10年間の主要骨折リスクが15%以上（75歳未満で適応）であれば、薬物治療の対象と診断されます。

各薬剤の有効性の評価

『骨粗鬆症の予防と治療ガイドライン2015年版』[1]では、各薬剤の有効性の評価について、骨密度上昇効果（A.上昇効果がある、B.上昇するとの報告がある、C.上昇するとの報告はない）と、椎体・非椎体・大腿骨近位部それぞれについての骨折抑制効果

表1 骨粗鬆症治療薬の有効性の評価一覧

分類	薬物名	骨密度	椎体骨折	非椎体骨折	大腿骨近位部骨折
カルシウム薬	L-アスパラギン酸カルシウム	B	B	B	C
	リン酸水素カルシウム				
女性ホルモン薬	エストリオール	C	C	C	C
	結合型エストロゲン[#1]	A	A	A	A
	エストラジオール	A	B	B	C
活性型ビタミンD_3薬	アルファカルシドール	B	B	B	C
	カルシトリオール	B	B	B	C
	エルデカルシトール	A	A	B	C
ビタミンK_2薬	メナテトレノン	B	B	B	C
ビスホスホネート薬	エチドロン酸	A	B	C	C
	アレンドロン酸	A	A	A	A
	リセドロン酸	A	A	A	A
	ミノドロン酸	A	A	C	C
	イバンドロン酸	A	A	B	C
SERM	ラロキシフェン	A	A	B	C
	バゼドキシフェン	A	A	B	C
カルシトニン薬[#2]	エルカトニン	B	B	C	C
	サケカルシトニン	B	B	C	C
副甲状腺ホルモン薬	テリパラチド（遺伝子組換え）	A	A	A	C
	テリパラチド酢酸塩	A	A	C	C
抗RANKL抗体薬	デノスマブ	A	A	A	A
その他	イプリフラボン	C	C	C	C
	ナンドロロン	C	C	C	C

#1：骨粗鬆症は保険適用外　#2：疼痛に関して鎮痛作用を有し、疼痛を改善する（A）

薬物に関する「有効性の評価（A、B、C）」
骨密度上昇効果
　A：上昇効果がある
　B：上昇するとの報告がある
　C：上昇するとの報告はない

骨折発生抑制効果（椎体、非椎体、大腿骨近位部それぞれについて）
　A：抑制する
　B：抑制するとの報告がある
　C：抑制するとの報告はない

（骨粗鬆症の予防と治療ガイドライン作成委員会編. 骨粗鬆症の予防と治療ガイドライン2015年版. http://www.josteo.com/ja/guideline/doc/15_1.pdf より転載）

（A.抑制する、B.抑制するとの報告がある、C.抑制するとの報告はない）を3段階で評価しています（**表1**）。

薬剤使用上の注意点

　表1に挙げる薬剤を、年齢・部位別骨折リスク・骨代謝状態などに応じて適宜使用

します。ただし、ガイドラインの根拠となっている臨床試験はおおむねカルシウム製剤と天然型ビタミンD製剤の併用下に行われており、これらの摂取量が不足していると十分な治療効果が得られない点に注意する必要があります。活性型ビタミンD_3製剤にはほかの薬剤との併用で基礎薬としての有用性を示す報告が複数あって、転倒抑制効果も報告されています。

一方、カルシウム製剤は1回500mg以上の投与で心血管障害リスクが高まるとの報告もあるので、注意を要します。

また、ビスホスホネート製剤などの骨吸収抑制薬による長期間の骨代謝抑制は、大腿骨非定型骨折などのリスクを高めるとの報告もあるため、3～5年以上継続投与した症例は定期的な治療効果や骨代謝状態の評価が必要となります。

骨形成促進薬のテリパラチドは高額で処方期間の制限があることから、そのほかの治療で効果が不十分な症例や重症型の椎体骨折症例などで考慮することが望ましいと考えられます。

各薬剤の有効性の評価に基づく処方例

『骨粗鬆症の予防と治療ガイドライン2015年版』に基づいた処方例を骨折リスク順に挙げます。

骨折リスクが軽度～中等度の症例

① アルファロール®カプセル（0.25・1μg）1カプセル　1日1回、またはワンアルファ®（0.5・1.0μg）1錠　1日1回

② エディロール®カプセル（0.5・0.75μg）1カプセル　1日1回
（①と②は腎機能などに応じて適宜選択）

③ グラケー®カプセル（15mg）3カプセル　分3して1日3回

④ エビスタ®錠（60mg）またはビビアント®錠（20mg）1錠　1日1回

骨折リスクが中等度～高度の症例

① ボナロン®錠・ボナロン®経口ゼリー（35mg）、フォサマック®錠（35mg）、ベネット®錠（17.5mg）、アクトネル®錠（17.5mg）のいずれか1錠　1日1回　週1回起床時

② ボノテオ®錠（50mg）、リカルボン®錠（50mg）、ベネット®錠（75mg）、アクトネ

ル®錠（75 mg）のいずれか1錠　1日1回　4週間に1回起床時
③ボナロン®注　1回900μg　4週間に1回　点滴静注
④ボンビバ®静注　1回1 mg　4週間に1回　静注
⑤プラリア®注　1回60 mg　6カ月に1回　皮下注射（デノタス®チュアブル配合錠
　　2錠　1日1回もしくはほかの活性型ビタミンD_3製剤やカルシウム製剤の併用を考慮）

上記治療で効果が不十分な症例
①フォルテオ®注　1回20μg　1日1回　皮下注（自己注射可・24カ月間が上限）
②テリボン®注　1回56.5μg　週1回　皮下注（自己注射不可・72週間が上限）

参考・引用文献
1）骨粗鬆症の予防と治療ガイドライン作成委員会編. 骨粗鬆症の予防と治療ガイドライン2015年版. http://www.josteo.com/ja/guideline/doc/15_1.pdf（2017年3月参照）

107　骨折の手術の際に骨粗鬆症の薬を中止にする根拠を詳しく教えて

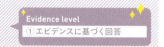
①エビデンスに基づく回答

　過去の動物実験では、ビスホスホネート製剤やデノスマブなどの骨吸収抑制薬は内軟骨性骨化は阻害しませんが、仮骨の骨リモデリングを抑制することで骨折治癒過程を遅延させる可能性が示される一方、骨折部の骨強度は低下させないことが報告されています[1]。一方で活性型ビタミンD_3製剤は骨折部の仮骨の石灰化や骨強度を、カルシトニン製剤は内軟骨性骨化や骨強度を、副甲状腺ホルモン（PTH）製剤は仮骨形成・石灰化や骨強度を増強させることが報告されています[1]。

　ヒトの臨床報告では、ビスホスホネート製剤やデノスマブなどの骨吸収抑制薬は骨折部の癒合を遅延させず、ビタミンD_3やカルシトニン製剤、PTH製剤は動物実験と同様の結果が報告されています。

　以上のことから骨折の手術の際に骨粗鬆症の薬を中止することは、おそらく骨癒合を阻害してしまうイメージのためだと思いますが、科学的根拠は乏しいと考えられます。

参考・引用文献
1) Hegde, V. et al. Effect of Osteoporosis medications on fracture healing. Osteoporos Int. 27(3), 2016, 861-71.

108 セーフスやテリパラチドの投与をする人の基準はなに？

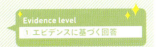

Evidence level
1 エビデンスに基づく回答

サマリー

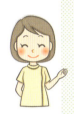

セーフスなどの超音波骨折治療法を実施されるのは、四肢の粉砕骨折・開放骨折などに観血的手術を実施した症例や、遷延治癒骨折や偽関節で観血的手術を実施した症例に考慮されると考えられます。
フォルテオ®などの副甲状腺ホルモン製剤は、重症骨粗鬆症（腰椎骨密度＜－3.3SD・既存椎体骨折数≧2個・40％以上の椎体高の減少をともなう既存椎体骨折など）の症例に考慮されます。

超音波骨折治療法

セーフスなどの超音波骨折治療法は以下の健康保険の適用があります。

- 四肢の粉砕骨折もしくは開放骨折に対して観血的手術を実施した後に、骨折治癒期間を短縮する目的で骨折受傷から3週間以内に開始した場合に保険適用となります。
- 四肢の遷延治癒骨折や偽関節で、観血的手術を行った場合もしくはセーフスなどの超音波骨折治療法を行っても治癒しない場合が原則的に保険適用となります。

以上のことから、超音波骨折治療法を使用するのは四肢の粉砕骨折・開放骨折などに観血的手術を実施した場合や、遷延治癒骨折や偽関節で観血的手術を実施した場合が多いと考えられます。

テリパラチドの皮下注射

フォルテオ®などのテリパラチド製剤の適応は骨折の危険性の高い骨粗鬆症です。

WHOの定義によると重症骨粗鬆症とは、骨密度が－2.5SD以下で1個以上の脆弱性骨折を有する場合とされます。一方、骨折の危険性の高い骨粗鬆症の単一の危険因子として、①腰椎骨密度＜－3.3SD、②既存椎体骨折数≧2個、③既存椎体骨折の半定量評

価法によるグレード3（椎体高40%以上もしくは椎体面積40%以上の減少をともなう骨折）などが報告されています[1,2]。以上のことからテリパラチドの投与対象は上記を満たす場合となります。一方、テリパラチドは圧迫骨折受傷早期の除痛とADL拡大に有効であるとの報告があり[3]、上記対象を満たす症例で圧迫骨折受傷後に導入される場合があります。

参考・引用文献
1) 日本骨代謝学会，日本骨粗鬆症学会合同原発性骨粗鬆症診断基準改訂検討委員会編. 原発性骨粗鬆症の診断基準：2012年度改訂版. http://jsbmr.umin.jp/guide/pdf/g-guideline.pdf（2017年3月参照）
2) 骨粗鬆症の予防と治療ガイドライン作成委員会編. 骨粗鬆症の予防と治療ガイドライン2015年版. http://www.josteo.com/ja/guideline/doc/15_1.pdf（2017年3月参照）
3) Hadji, P. et al. The effect of teriparatide compared with risedronate on reduction of back pain in postmenopausal women with osteoporotic vertebral fractures. Osteoporos Int. 23(8), 2012, 2141-50.

109 骨粗鬆症の患者さんにどのように生活指導すれば良い？

体重管理
低BMI者の骨折リスクは男女とも高く、体重が減少するとリスクは高くなります。中高年男女には、適正体重の維持とやせの防止が推奨されます。

栄養指導
栄養指導によって知識は増加し、患者さんの行動は予防志向となるので栄養指導は推奨されますが、骨密度を上昇させるには濃厚で継続的な介入が必要です。骨粗鬆症の治療のためには1日約700〜800mgのカルシウム摂取がすすめられます。また、ビタミンDも重要で、1日約15分程度の適度な日照曝露によって紫外線が皮膚に当たることで天然型ビタミンDが合成されます。骨粗鬆症の治療時に推奨される食品は、カルシウムを多く含む食品（牛乳・乳製品・小魚・緑黄色野菜・大豆食品）、ビタミンDを多く含む食品（魚類・きのこ類）、ビタミンKを多く含む食品（納豆・緑黄色野菜）などです。一方、リン（清涼飲料水などに多く含まれる）、食塩、カフェイン（コーヒー・紅茶などに多く含まれる）などは過剰摂取とならないように注意が必要です。

運　動

　専門家が管理する複数の種類を組み合わせた運動は骨密度を上昇させますが、自己管理による歩行運動も有効であることが報告されています[1]。一般中高年者には、歩行を中心とした運動の日常的実施を推奨します。具体的には骨密度を上昇させるための有酸素荷重運動・筋力訓練・ウォーキングや、椎体骨折を予防するための背筋強化訓練、転倒を予防するための筋力訓練や片脚起立訓練などが推奨されます。

喫煙と飲酒

　喫煙者と常習的飲酒者の骨折リスクは男女とも高いことが報告されています。喫煙を始めないこと、禁煙、飲酒はエタノール量で1日24g未満とすることが推奨されます。

参考・引用文献

1）骨粗鬆症の予防と治療ガイドライン作成委員会編．骨粗鬆症の予防と治療ガイドライン2015年版．http://www.josteo.com/ja/guideline/doc/15_1.pdf（2017年3月参照）

第10章

Chapter 10

クスリ

Chapter 10　クスリ

クスリ

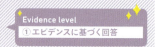
大阪南医療センター整形外科　**秋山慶輔**

110 睡眠薬、抗うつ薬、気分安定薬など、昼夜逆転の患者さんや夜間不穏の患者さんに対する薬剤の投与について、違いがわかりません

Evidence level
①エビデンスに基づく回答

サマリー

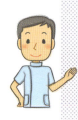

せん妄ハイリスクの患者さんに一般的な睡眠薬・気分安定薬（マイナートランキライザー）を投与すると、せん妄を誘発する可能性があるので、せん妄症状の緩和に対しては、おもにメジャートランキライザーを使用します。メジャートランキライザーは抗精神病薬であり、従来はせん妄に対してはハロペリドール（セレネース®）が使われてきましたが、最近では副作用の少ないリスペリドン（リスパダール®）、ペロスピロン（ルーラン®）、オランザピン（ジプレキサ®）、クエチアピン（セロクエル®）が使用されることが多くなっています。

せん妄とは

　昼夜逆転し、夜間不穏の患者さんは「せん妄」状態にあるといえます。せん妄とは、意識障害が起こって頭が混乱した状態をいい、高齢者や術後に多くみられます。適切な治療によって数日～数週間で改善することが多いですが、遷延して原疾患の治療の妨げとなることもあるので、適切な対応が必要です。

　せん妄は整形外科周術期においても頻度の高い病態です。日本が超高齢社会になって、高齢者が整形外科手術を受ける機会が多くなっているからです。例えば、大腿骨近位部骨折は高齢者に多い疾患ですが、90歳以上でも手術を受けることは珍しくありませんし、70、80代の患者さんに対しても人工股・膝関節置換術が行われる傾向にあり

ます。最近の報告によると、これらの疾患のうち約13％が周術期にせん妄を発症するとされています[1]。

薬剤性せん妄

せん妄の原因は多岐にわたりますが、原因の1つとして薬剤性せん妄が挙げられます。薬剤性せん妄を起こす可能性のある薬剤としては、オピオイド、ベンゾジアゼピン系薬剤、抗コリン薬、副腎皮質ステロイド、H_2受容体拮抗薬、抗ヒスタミン薬、抗てんかん薬、睡眠薬、抗うつ薬、抗パーキンソン病薬などが挙げられます[2]。これらがせん妄の原因と考えられる場合は、誘因となっている薬物の中止や減量によって改善する場合もあります。

せん妄を誘発する可能性のある薬剤

せん妄の患者さんまたはせん妄ハイリスクの患者さんに対しての睡眠薬、抗うつ薬、気分安定薬の使い分けについては、まず、ベンゾジアゼピン系薬剤（レンドルミン®、ユーロジン®、デパス®、ハルシオン®、リスミー®など）は上述のとおり薬剤性せん妄を起こす可能性があるため、単剤で使用することは積極的には推奨されていません[3]。次に、非ベンゾジアゼピン系の睡眠薬（マイスリー®、アモバン®）、抗ヒスタミン薬（アタラックス®-P）なども、過鎮静やかえって興奮を生じさせることがあり、せん妄を悪化させる原因になるとされています[4]。これらの抗不安薬、睡眠薬はマイナートランキライザーとよばれており、高齢者に使用すると認知症の悪化やせん妄を誘発する危険があると考えられています。

せん妄症状の緩和に使用される薬剤

そこで、せん妄症状の緩和として登場したのがメジャートランキライザーです。せん妄では夜間の不穏状態を呈することが多いため、日中はできるだけ覚醒してもらう必要があります。そのため、鎮静薬は就寝前に投与し、なるべく日中に持ち越さない血中濃度半減期が短いものが望まれます。従来はハロペリドール（セレネース®）が使用され

てきましたが、錐体外路症状（振戦、固縮、無動など）という副作用が強いため、近年では副作用の少ないリスペリドン（リスパダール®）、ペロスピロン（ルーラン®）、オランザピン（ジプレキサ®）、クエチアピン（セロクエル®）が使用されることが多いです[5]。しかし、経口投与が不可能な場合は現在でも、ハロペリドールの筋肉内注射か点滴投与が選択されます。

ほかには、抗うつ薬のトラゾドン（レスリン®／デジレル®）が高齢者の睡眠薬として用いられることもあります。抗うつ薬は基本的にはせん妄を増悪させると考えられていますが、トラゾドンは抗うつ作用が少なく、鎮静作用が強いため睡眠薬として用いられる傾向にあります[6]。

最後に、漢方薬がせん妄に対して用いられることがあります。「抑肝散（よくかんさん）」という漢方薬は、元来、子どもの夜泣きなどの神経興奮状態の症状に処方されてきた漢方薬でしたが、アルツハイマー型認知症の日常生活動作を改善することが報告されてからはせん妄に対しても使用頻度が増えています[7]。

参考・引用文献

1) Wang, LH. et al. Electrolyte disorders and aging: risk factors for delirium in patients undergoing orthopedic surgeries. BMC Psychiatry. 16(1), 2016, 418.
2) Tuma, R. et al. Altered mental status in patients with cancer. Arch Neurol. 57(12), 2000, 1727-31.
3) 厚生労働科学研究，障害者対策総合研究事業「睡眠薬の適正使用及び減量・中止のための診療ガイドラインに関する研究班」および日本睡眠学会・睡眠薬使用ガイドライン作成ワーキンググループ編．日本睡眠学会ガイドライン．睡眠薬の適正な使用と休薬のための診療ガイドライン．http://www.jssr.jp/data/pdf/suiminyaku-guideline.pdf (2017年3月参照)．
4) Hill, KP. et al. Zolpidem-induced delirium with mania in an elderly woman. Psychosomatics. 45(1), 2004, 88-9.
5) Kishi, T. et al. Antipsychotic medications for the treatment of delirium: a systematic review and meta-analysis of randomised controlled trials. J Neurol Neurosurg Psychiatry. 87(7), 2016, 767-74.
6) McCleery, J. et al. Pharmacotherapies for sleep disturbances in dementia. Cochrane Database Syst Rev. 11, 2016, CD009178.
7) Iwasaki, K. et al. A randomized, observer-blind, controlled trial of the traditional Chinese medicine Yi-Gan San for improvement of behavioral and psychological symptoms and activities of daily living in dementia patients. J Clin Psychiatry. 66(2), 2005, 248-52.

111　抗菌薬は投与直前に溶かしたほうが良い？

Evidence level
1 エビデンスに基づく回答

サマリー

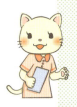

抗菌薬の取り扱い説明書にあるように「溶解後すみやかに使用する」のが原則です。これは含量・力量の低下と細菌汚染を考慮してのことですが、実際には「溶解後すみやかに使用する」ことが難しい場面もあると思います。ほとんどの病原菌は10℃未満では増殖しないといわれており、溶解後すぐに使用できない場合、冷蔵庫保存は有用なこともあると考えます。

抗菌薬の使用上の注意

　注射用抗菌薬の溶解後の取り扱いについてですが、添付文書中にあるとおり、すみやかに使用することが原則です。これは、含量・力価の低下と細菌汚染を考慮してのことですが、実際の医療の現場では、溶解後、一定の期間保存することになる場合も少なくありません。

　溶解後の安定性については薬剤によって異なるので、個々の薬剤については添付文書で確認するか、病院の薬剤部や製薬会社などに確認する必要があります。例えば、セファゾリン（セファメジン®）では「溶解後は室温又は冷蔵庫保存で48時間以内に使用すること」と添付文書には書かれています。

調製後の細菌汚染

　調製後の細菌汚染に関する安全性については、滅菌製剤であるバイアルなどに、針刺しによって空気の混入と同時に雑菌混入のおそれがあるため注意が必要です。電解質輸液にセラチア菌を注入し、室温に放置してその増殖を観察すると、24時間後には多い場合には10^5倍以上、少ない場合でも10^3倍にまで増殖するという報告があります[1]。また、点滴輸液のボトルの注入口（ゴムキャップ）に菌を付着させ、注射針で注入口を

通過させると菌はボトル中に侵入することも報告されています[2]。

以上のことから、輸液ボトルの調製中に菌が混入し、室温に長時間置かれた場合、輸液中での菌は相当な数にまで増殖し、大量の菌の曝露源となり、菌血症発生の原因となる可能性があります。

しかし、特定の菌以外、ほとんどの病原菌は10℃未満では増殖しないといわれており、溶解後すぐに使用できない場合の冷蔵庫保存は有用と考えます。ただし、冷蔵後に使用する際は血管痛などを考慮して常温に戻してから使用するのが望ましいです。

参考・引用文献

1) 遠藤美代子ほか. セラチアの輸液中での増殖実験. Infectious Agents Surveillance Report(IASR). 21(8), 2000, 167.
2) Dominik, RH. et al. Risk of microbial contamination of iodinated contrast media on multiple use of large-volume bottles. Eur J Radiol. 19(3), 1995, 198-205.

112

創部の痛みが強いとき、主治医の指示でNSAIDs →ペンタジン® →ペンタジン®＋アタラックス®-P の順番で使用しているが、NSAIDs が効かなかったとき、なぜ第二選択の鎮痛薬がペンタジン®なのか根拠を教えて。アセリオ®ではダメ？

Evidence level
1 エビデンスに基づく回答

サマリー

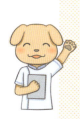

整形外科術後疼痛管理における第一選択薬として非ステロイド抗炎症薬（NSAIDs）がもっとも広く使用されています。NSAIDs 投与直後または術後疼痛が強い場合において、わが国ではペンタゾシン（ペンタジン®/ソセゴン®）などの非麻薬性鎮痛薬を投与されるのが一般的です。ペンタゾシンとヒドロキシジン（アタラックス®-P）の併用投与による相加的な鎮痛効果について文献的報告があるため、併用投与を選択されることがあります。

アセトアミノフェン（アセリオ®）1,000 mg 静注の鎮痛効果はペンタゾシンと比較すると弱いとされていますが、術中単回投与か術直後からの定時投与（6 時間ごとに投与）することによる相加的な鎮痛効果が期待されています。

疼痛管理

わが国における整形外科術後疼痛管理では、非ステロイド抗炎症薬（non-steroidal anti-inflammatory drugs：NSAIDs）がもっとも広く使用されています。術当日ではボルタレン坐薬やフルルビプロフェン（ロピオン®）点滴が使用されることが多いと思われます。海外ではNSAIDs 投与直後または術後疼痛が強い場合にはモルヒネ、フェンタニルなどの医療用麻薬が使用されることも多いですが、わが国ではペンタゾシン（ペンタジン®/ソセゴン®）などの非麻薬性鎮痛薬が追加投与されるのが一般的です。

ペンタゾシン

ペンタゾシンは世界保健機構（WHO）から非麻薬性鎮痛薬に認定されています。鎮痛作用は強力で、ペンタゾシン 30 mg がモルヒネ 10 mg に相当するとされています[1]。また、モルヒネ、フェンタニルなどの医療用麻薬と比較して、保管や残量の処理に関する煩雑さが少ないため、わが国では術後疼痛に対して筋肉内投与で頻用されています。

鎮静薬の使用

手術による創部痛だけではなく、これにともなった不定愁訴（不安、興奮、全身脱力感、悪心など）を取り除くことを目的とし、鎮痛薬に加えて鎮静薬が併用されることがあります。ヒドロキシジン（アタラックス®-P）には鎮静作用、抗アレルギー作用、制吐作用があり、術後の不定愁訴を抑えると考えられます。また、ほかの鎮静薬と比較してもバイタルサインへの影響は少なく、併用される鎮静薬として広く使用されています。

エビデンスとしては、術後鎮痛として十分な量の麻薬性鎮痛薬（モルヒネ、フェンタニルなど）またはペンタゾシンなどの非麻薬性鎮痛薬が投与されたうえでの 75 ～ 100 mg のヒドロキシジン併用投与には、抗不安による相加的効果があるとされています[2,3]。これらを踏まえると、ペンタゾシンはヒドロキシジンとの併用投与が望ましいかもしれませんが、段階的に投与される理由として、併用での強い除痛効果によって生じる血圧低下や、入眠による舌根沈下などのリスクが懸念されるため、まずペンタゾシン単独の投与が選択されるのかもしれません。

アセトアミノフェン

アセトアミノフェンはおもに中枢神経系に作用するとされており、副作用として肝機能障害への注意は必要ですが、NSAIDs と比較すると消化器系障害・腎障害・心血管障害などの副作用のリスクが低く、安全な薬とされ、海外においてはさまざまなガイドラインで標準薬・第一選択薬として活用されています。アセトアミノフェン（アセリオ®）1,000 mg 静注液は、わが国では 2013 年 11 月から使用開始となりました。

鎮痛効果として、アセトアミノフェン 1,000 mg 静注はフルルビプロフェン 50 mg 点滴と同等というような報告もありますが[4]、ペンタゾシンと比較すると鎮痛効果は弱いため、強い疼痛やNSAIDs投与後の疼痛には選択されにくいといえます。アセトアミノフェンは術中単回投与か術直後から定時投与（6時間ごとに投与）されることが多く、NSAIDsとの併用による相加的な鎮痛効果が期待されています[5]。

参考・引用文献

1) Peter, F. 編. 稲田英一監訳. "静脈麻酔薬と吸入麻酔薬". MGH麻酔の手引き. 第4版. 東京, メディカル・サイエンス・インターナショナル. 2004, 175-92.
2) 百瀬隆. Postmedication としての Hydroxyzine（Atarax P）の効果（第3報）：非麻薬性鎮痛剤 Pentazocine との併用. 医療. 25(3), 1971, 181-8.
3) Glazier, HS. Potentiation of pain relief with hydroxyzine：a therapeutic myth? DICP. The Annals of Pharmacotherapy. 24(5), 1990, 484-8.
4) Nonaka, T. et al. Comparison of the analgesic effect of intravenous acetaminophen with that of flurbiprofen axetil on post-breast surgery pain：a randomized controlled trial. J Anesth. 30(3), 2016, 405-9.
5) Bakhsha, F. et al. The Effects of Diclofenac Suppository and Intravenous Acetaminophen and their Combination on the Severity of Postoperative Pain in Patients Undergoing Spinal Anaesthesia During Cesarean Section. J Clin Diagn Res. 10(7), 2016, UC09-12.

Chapter 11

第 **11** 章

術前ケア

Chapter 11 術前ケア

術前ケア

大阪大学大学院医学系研究科器官制御外科学(整形外科) **大堀智毅**

113 術前の絶飲食に関するエビデンスは?

Evidence level
①エビデンスに基づく回答

サマリー

長時間の術前絶飲食は、患者さんに口渇感・空腹感などのストレスを与え、脱水や周術期の合併症を増やす危険性があります。これらの低減を目的に、2012年7月に日本麻酔科学会の『術前絶飲食ガイドライン』が策定されました。本ガイドラインでは、清澄水は、患者さんの年齢を問わず手術2時間前まで摂取可能と定められています。また、母乳は4時間前まで、人工乳・牛乳は6時間前まで摂取可能とされていますが、固形物に関しては、明確なエビデンスがないため具体的な絶食時間は設定されていません。

従来の方法

わが国ではこれまで、待機的全身麻酔手術において、麻酔導入時の嘔吐および誤嚥が危惧されるため、手術時の胃内容物を減少させ逆流を防止する目的で、慣習的に長時間の術前絶飲食が行われてきました。しかし、長時間の絶飲食は、患者さんに口渇感・空腹感・不安感といった苦痛を与えることになり、脱水や周術期の合併症を増やす可能性があります。

近年の傾向

近年、術前絶飲食に関する臨床研究が実施され、短時間の術前絶飲食の安全性と有効

性が示されてきました。1990年以降、欧米各国では術前絶飲食に関するガイドラインが作成され[1,2]、不必要な絶飲食を避け、患者満足度の向上および脱水などのリスク低減を目指す動きが広まってきました。このようななか、わが国においても長時間の術前絶飲食を見直す動きが現れてきました。

2005年に、Fearonらによって術後回復力強化プログラム（Enhanced Recovery After Surgery：ERAS）の概念が発表され[3]、日本では2010年の日本麻酔科学会ではじめて紹介されました。この概念においては、術後の回復力強化を目指し、術前は絶飲食時間をできるかぎり短縮し、手術2時間前までの水分および炭水化物の摂取を推奨しています。つまり、術前の口渇感・空腹感・不安感などのストレスを低減させるだけでなく、術後のエネルギー不足を少しでも回避するために、手術直前までエネルギーを摂取することが重要視されているのです。

経口補水液の有用性

日本においても、術前の水分・電解質管理を、輸液ではなく経口補水液を用いて行う、経口補水療法（oral rehydration therapy：ORT）の有用性が報告され普及してきました。Taniguchiらは、午後に手術を受ける患者さんに対して、午前中に1,000 mLの輸液を行った群と、手術2時間前まで経口補水液を1,000 mL摂取した群を比較したところ、水分・電解質補給効果は両群で差がなく、経口補水療法群で、麻酔導入時の胃内容液量が少なくかつ患者満足度が高かったと報告しました[4]。

清澄水なら術前2時間まで摂取可能

そして、2012年7月、日本麻酔科学会の『術前絶飲食ガイドライン』が発表されました（**表1**）[5]。本ガイドラインでは、清澄水の摂取は患者さんの年齢を問わず、手術2時間前まで摂取可能と定められています。これは、麻酔導入2時間前までの清澄水摂取では、胃内容液量は増加せず、胃内容液のpHも不変であったという多くの報告に基づいています。清澄水とは、水、茶、果肉を含まない果物ジュース、ミルクを含まないコーヒーなどを指し、透明であっても浸透圧や熱量（カロリー）が高い飲料やアミノ酸含有飲料は、胃排出時間が遅くなる可能性があるので、注意が必要です[6]。とくに、脂

肪や食物繊維含有飲料、アルコールの使用は術前には控えるべきです。

　また、母乳は手術4時間前まで、人工乳・牛乳は6時間前まで摂取可能とされていますが、固形物に関しては、明確なエビデンスがなく固形物の定義もあいまいなため、具体的な絶食時間は設定されていません。ただ、欧米のガイドラインでは、軽食は麻酔導入の6時間前以上、揚げ物・脂質を多く含む食物・肉などは8時間以上空ける必要があるとされています[1]。

表1　術前絶飲時間

摂取物	絶飲時間（時間）
清澄水	2
母乳	4
人工乳・牛乳	6

（日本麻酔科学会．術前絶飲食ガイドライン．2012. http://www.anesth.or.jp/news2012/20120712.html より転載）

腰椎麻酔の場合

　なお、腰椎麻酔（脊髄くも膜下麻酔）においても、麻酔にともなう副作用として悪心・嘔吐の危険性があります。また、患者さんの不安軽減のために術中に鎮静薬を使用したり、麻酔の効きが悪い、もしくは手術時間が延長して全身麻酔に切り替えた際には、嚥下機能の低下による誤嚥のリスクがあります。そのため、たとえ腰椎麻酔の患者さんであっても、全身麻酔の際と同様の管理が必要といえます。実際に、日本麻酔科学会のガイドラインにおいても、その適応は、「全身麻酔、区域麻酔、鎮静、鎮痛を要する待機的手術患者」と明記されており、腰椎麻酔は区域麻酔に該当します。

ハイリスク患者の場合

　一方で、消化管狭窄・機能障害患者さん、気道確保困難が予想される患者さん、緊急手術患者さん、およびリスクの高い妊婦などは本ガイドラインの適応外となっており、糖尿病患者さんなども胃排出遅延が懸念されるため注意を要します。術前の輸液に代わる経口補水療法は、看護師の輸液業務の軽減、輸液関連インシデントの減少などにも有用であり、入院期間の短縮も期待されるため、今後の積極的な活用が期待されます[7,8]。用いる経口補水液（oral rehydration solution：ORS、**図1**）は、水と電解質を素早く吸収できるようにスポーツ飲料と比べて糖質は少なく電解質を多く含み、血液よりやや低い浸透圧になっています。目安としては、術前夜にあらかじめ提供し、手術2時間前までに1,000 mLを飲んでもらうのが良いと考えられます[9]。

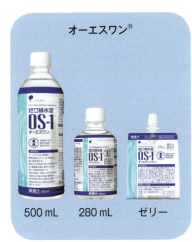
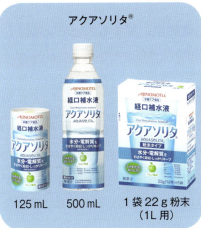
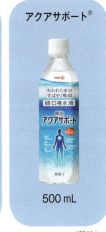

図1 代表的な経口補水液

参考・引用文献

1) American Society of Anesthesiologists Committee. Practice guidelines for preoperative fasting and the use of pharmacologic agents to reduce the risk of pulmonary aspiration : application to healthy patients undergoing elective procedures : an updated report by the American Society of Anesthesiologists Committee on Standards and Practice Parameters. Anesthesiology. 114(3), 2011, 495-511.
2) Smith, I. et al. Perioperative fasting in adults and children : guidelines from the European Society of Anaesthesiology. Eur J Anaesthesiol. 28(8), 2011, 556-69.
3) Fearon, KC. et al. Enhanced recovery after surgery : a consensus review of clinical care for patients undergoing colonic resection. Clin Nutr. 24(3), 2005, 466-77.
4) Taniguchi, H. et al. Preoperative fluid and electrolyte management with oral rehydration therapy. J Anesth. 23(2), 2009, 222-9.
5) 日本麻酔科学会. 術前絶飲食ガイドライン. 2012. http://www.anesth.or.jp/news2012/20120712.html（2017年3月参照）
6) Lobo, DH. et al. Gastric emptying of three liquid oral preoperative metabolic preconditioning regimens measured by magnetic resonance imaging in healthy adult volunteers : a randomised double-blind, crossover study. Clin Nutr. 28(6), 2009, 636-41.
7) 鈴木利保. 術前絶飲食ガイドライン：策定の経緯と今後の課題. 日本臨床麻酔学会誌. 35(2), 2015, 192-8.
8) 伊藤健二. 術前絶飲食ガイドラインの考え方. 日本臨床麻酔学会誌. 35(2), 2015, 266-71.
9) 冨田麻衣子ほか. "術前経口補水の考え方". 麻酔科医のための循環管理の実際. 森田潔監. 東京, 中山書店, 2013, 2-7.

114 術前の点滴量に関するエビデンスは？

Evidence level ①エビデンスに基づく回答

サマリー

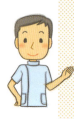

「術前の長時間の絶飲食は不要である」との認識が広まってきており、術前の点滴は必ずしも必要ではないと考えられます。近年は、経口補水液を用いた術前管理を採用する病院が増えてきています。静脈路の確保のために、術前に点滴を行うことは、患者さんに不必要なストレスを与えることになります。やむを得ず、長時間の術前絶飲食を行う場合は、予測される循環欠乏量を維持液などで補います。

術前の点滴は必須ではない

113 で述べたように、以前から慣習的に行われてきた「術前の長時間の絶飲食は不要である」との認識が広まってきています。そのため、経口補水療法（oral rehydration therapy：ORT）によって、術前の脱水を回避できれば、原則として術前の点滴は不要であると考えられます（ただし、消化管機能の障害を有する患者さんなどを除く）。近年では、経口補水液を用いた術前管理を採用する病院が増えてきており、患者さんのストレス軽減はもちろんのこと、看護師の輸液・移送業務の軽減、転倒や抜針などのインシデントの減少につながったと報告されています[1]。

とくに、静脈路（ルート）の確保のために、術前の長時間絶飲食および点滴を行うことは、患者さんに不必要な口渇感・空腹感などのストレスを与えることになります。やむを得ず、長時間の術前絶飲食を行わなければならない場合は、表1に示す式を用いて術前の予測される循環欠乏量を算出し、維持液などを点滴します[2]。

表1 循環欠乏量の予測式

体重	予測される循環欠乏量
10 kgまで	4 mL×体重（kg）×絶飲食時間
10〜20 kg	2 mL×体重（kg）×絶飲食時間
20 kg以上	1 mL×体重（kg）×絶飲食時間

【例：体重60kg/6時間絶飲食の場合】
→ [4×10＋2×10＋1×(60−20)]×6＝600 mL

参考・引用文献

1) 渡邉由佳ほか. 整形外科予定手術患者における術前経口補水療法：術前点滴との比較検討. 静岡赤十字病院研究報. 35(1), 2015, 101-3.
2) 矢田部智昭ほか. "術前輸液管理の考え方". 麻酔科医のための循環管理の実際. 森田潔監. 東京, 中山書店, 2013, 9-12.

115 術前の浣腸は必要か？

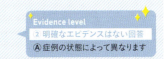

Evidence level
2 明確なエビデンスはない回答
Ⓐ 症例の状態によって異なります

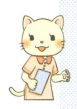

サマリー

整形外科手術では、下肢の骨折に対する手術や、人工股関節・膝関節置換術を行う場合、金属製のインプラントを挿入します。金属は、感染のリスクが非常に高いため、術中の便失禁を避けるために、術前の浣腸を行うことがあります。しかし、整形外科手術における、術前の浣腸処置に関する報告を見ると、患者さんの排便状況を確認し、緩下剤などで対応することで、浣腸は避けられると考えられます。

術前の浣腸の目的

　術前に浣腸を行う目的は、消化管浄化による感染防止や術後イレウス（腸閉塞）の防止などが挙げられます。一方で、処置にともなう患者さんの羞恥心や不快感、および看護師の業務の増加が懸念されます。さらに、重篤な合併症として直腸穿孔も報告されています。

　整形外科手術の場合は、下肢の骨折に対する手術や、人工股関節・膝関節置換術を行う場合、金属製のインプラントを患者さんに挿入します。金属は非生体材料であり、感染のリスクが非常に高いため、病院や医師によっては術中の便失禁を避けるために、術前の浣腸が行われています。

緩下剤使用との比較

　しかし、全身麻酔下の整形外科手術患者さんにおいて、前日に排便があった患者さんにはなにもせず、排便がなかった患者さんに緩下剤（坐薬）を投与したところ、緩下剤投与群は反応便があり、全例で術中便失禁はなかったという報告や[1]、腰椎麻酔下に人工股関節・膝関節置換術を受ける患者さんを、無作為に腸管処置あり群となし群に分け、あり群の一部で術前に制御不能な排便があったが、なし群ではなかったという報告がありました[2]。患者さんの排便状況を確認し、必要であれば緩下剤などで対応することで、浣腸は避けられると考えられます。

参考・引用文献
1) 島崎友惟ほか. 整形外科における手術前浣腸の必要性について：浣腸を廃止し新たな便処置の方法を導入して. 整形外科看護. 18(6), 2013, 602-6.
2) Lebiedziński, R. et al. The value of bowel preparation procedure in major orthopedic procedures performed in spinal anesthesia. Chir Narzadow Ruchu Ortop Pol. 75(2), 2010, 114-6.

Chapter 12

第**12**章

術後ケア

Chapter 12 術後ケア

術後ケア

大阪急性期・総合医療センター整形外科 副部長 **鹿野博亀**
大阪急性期・総合医療センター整形外科 診療主任 **松尾庸平**

116 手術創の縫合にはどのような種類がある？それらの違いはなに？

Evidence level
ⓐ 明確なエビデンスはない回答
ⓑ 各医師の判断によります

　手術創部の縫合といえば縫合糸による縫合が主流でしたが、最近では創傷治癒という観点から手術創に対しても閉鎖湿潤療法が望ましく、創治癒を促すためにカラヤヘッシブ®のようなハイドロコロイド剤を用いることが増えています。ただし、実際には術者の考え方や創部の状態、病院の方針によって使い分けられているのが現状です（**図1**）。

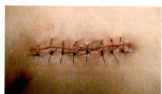

縫合糸
従来から行われている縫合方法です。ナイロンなどの糸で縫合されています。抜糸が必要です。

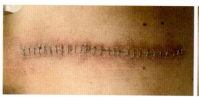

スキンステープラー
皮下を縫合した後に、表皮をホッチキスを打つ要領で合わせています。抜鉤が必要です。

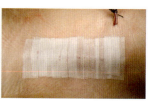

ステリストリップ™テープ
皮下まで縫合した後に、表皮をテープ材で寄せます

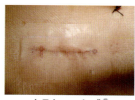

カラヤヘッシブ®
（ハイドロコロイド剤）
皮下まで縫合した後、表皮を寄せつつ密閉するように貼り付けます。

ダーマボンド®
医療用の接着剤です。専用のテープの上から接着剤を塗布して固めます。

図1 さまざまな創部の縫合の方法

117 術後の創部の管理方法は？

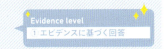

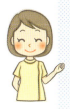

サマリー

かつてのように毎日ガーゼ交換することはなくなりました。手術創部の消毒も必要ありません。創部の管理としては、異常を認めた際にすぐに対処できるように、創部の発赤や腫脹、離開や浸出液がないかなどの観察を細かくすることが重要です。

術後は創部を細かく観察する

　皮膚には常在菌が存在しているので、創部（皮膚表面）を消毒してもすぐに菌は繁殖してきます。そのため、除菌という面では消毒そのものが無意味であり、さらに消毒薬は正常な組織の修復過程まで阻害してしまうので手術創部の治癒過程を阻害する行為となってしまいます[1〜3]。手術切開創部は、48時間程度で上皮化しバリアが形成されるため、外界からの菌の侵入は生じなくなります（一次治癒）。とくにその間の消毒行為は上皮化形成を阻害する行為となってしまいます。病棟で毎日の術後創処置（ガーゼ交換）は必要ありませんし、消毒行為（ポビドンヨード、アルコールなどによる）は行ってはいけません。重要なのは、創部の発赤や腫脹、離開や浸出液があったら主治医に連絡し適切な対処ができるように創部の状態を注意深く観察することです。

　オプサイト®POST-OP ビジブルなどを使用すると、フィルム材越しに創部を観察できます（図1）。

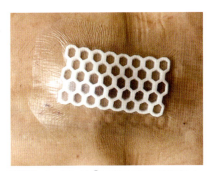

図1　オプサイト®POST-OP ビジブルによる被覆
創部の観察が重要です。被覆材の交換も汚染時のみで十分です。

参考・引用文献
1）夏井睦．創傷治癒の常識非常識：［消毒とガーゼ］撲滅宣言．東京，三輪書店，2004，151p．
2）夏井睦．これからの創傷治療．東京，医学書院，2003，99p．
3）小野一郎．湿潤環境を維持する密封療法を用いた創治癒．PEPERS．16，2007，20-9．

118 術後のシャワー、入浴はいつから可能？

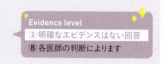

Evidence level
②明確なエビデンスはない回答
Ⓑ各医師の判断によります

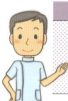

サマリー

手術創部の上皮化ができるまではフィルムドレッシング材で保護してシャワー浴を、上皮化ができていれば創部も洗剤を付けて洗います。

シャワー浴に際しては、手術創部の状態のほかに、発熱などの全身状態、人工関節手術後であれば脱臼肢位留意など患者さんへの指導が重要です。

患者さんは術後の発汗もあり通常よりも汚れていることが多く、誰しも手術が終わり状態が落ち着けば早く入浴したいと思うでしょう。手術切開部の一次治癒は48時間程度で起き、以降は生物学的には菌の侵入はなくなるとされています。ただし、切開部の皮膚癒合の強度としては48時間ではまだ十分ではありません。

入浴、洗浄操作によって創部の離開を生じるおそれもあるため、実際には術後4～7日まではフィルムドレッシング材を手術創部に使用してのシャワー浴が許可されます。その後は創部の癒合状態を確認したうえでフィルム材を除去し、創部も洗剤を付けて洗うようにします。むしろ、積極的に洗浄することで創部周辺の汚れをしっかり洗い流すことが重要です。

119 休日や夜間にガーゼが血液や浸出液で汚染しているのを見つけたらどうしたら良い？

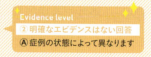

Evidence level
②明確なエビデンスはない回答
Ⓐ症例の状態によって異なります

ガーゼが汚染されていたら交換を

医師が不在の休日や夜間に、手術創が浸出液や血液で汚染していることに気付くことがあると思います。そのような場合、医師の指示を仰ぐことも重要ですが、皆さんはどうされていますか？

病棟で観察する術後の創部（皮膚）はすでに清潔野ではないので、清潔操作は必要あ

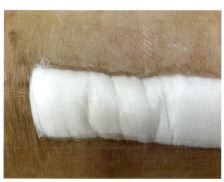 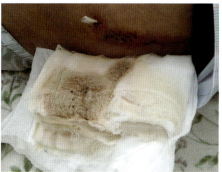

図1 血液や浸出液、膿汁などで汚染されたガーゼ

りません。浸出液のついたガーゼを放置することは、患者さんにとっては気持ち悪いだけでなく、新たな感染のリスクも高まります。

留置されているドレーンなどに気を付けつつ汚染したガーゼを創部から除去し、新たなガーゼに交換しましょう（ここでのガーゼは浸出液を吸収するのが目的、図1）。

120 術後の離床のタイミングは？

Evidence level
2 明確なエビデンスはない回答
Ⓑ 各医師の判断によります

早期離床、早期リハビリテーションを目指して

整形外科の術後は、特殊な場合を除いてベッド上での長期の安静が必要なことはありません。覚醒不十分な手術直後に座位などをとらせると転落の危険性がありますが、呼吸、循環動態また患者QOLの面からも早期離床、早期リハビリテーションが望ましいのはいうまでもありません。

多くの場合、手術翌日より離床が許可されます。ドレーン抜去後の離床という考えもありますが、ドレーンが数日間留置される予定の場合にはドレーン留置の状態で離床させても良いと思います。その際に、ドレーンを引っかけて誤って抜かないように注意し、患者さんにも指導することが重要です。

121 湿布剤にはどのような種類のものがある？

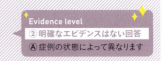

Evidence level
②明確なエビデンスはない回答
Ⓐ症例の状態によって異なります

一般に捻挫や打撲といった急性の炎症性疾患では、腫脹・熱感を生じている患部を冷却し血管を収縮させることによって浮腫や発熱を取り除くことができます。一方、腰痛、肩こりといった慢性の炎症性疾患では浮腫や発熱はすでに消失しているので患部を温めることが望ましいと考えられます。温めると血管が拡張し血流が増加するため、老廃物・炎症産生物質の吸収が促進し、治癒が促進されると考えられています。以下におもな湿布剤の特徴を挙げます。

第一世代・第二世代の湿布剤

第一世代はサリチル酸メチルが主成分、第二世代はフルルビプロフェンやインドメタシンなどのシクロオキシゲナーゼ（COX）活性阻害薬を含有しています[1,2]。

第二世代のパップ剤のうちケトプロフェンに特有の副作用として光線過敏症があり、注意が必要です。パップ剤は四肢関節部、頸部など日光に曝露しやすい部位に使用されることも多く、この薬剤の処方にあたっては光接触性皮膚炎について十分な患者指導（湿布をして日光にあたらないよう）が必要です。

パップ剤、テープ剤

パップ剤には水分が含まれていますが、テープ剤には水分は含まれません。水分が含まれるパップ剤には冷却効果があり、水分が含まれないテープ剤には保温効果があります（図1）。

冷感タイプ、温感タイプ

冷感タイプにはメントールなどの冷感刺激剤が、温感タイプにはカプサイシンなどの温感刺激剤が含まれています。ただしここでいう温感とは、温感刺激剤が温かさを感じる神経の受容体を刺激するために温かく感じるだけであり、皮膚温が上昇するわけではありません。

温感タイプを使用しても、パップ剤では冷感タイプと同様に皮膚温は低下するといわれています[3]。

以上のことから急性の痛みには冷感パップ剤を、慢性の痛みにはテープ剤を使用することが勧められます。

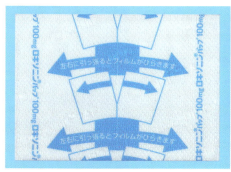 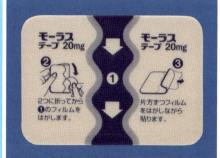

第二世代パップ剤 　　　　　　　　第二世代テープ剤

図1 パップ剤とテープ剤

参考・引用文献
1）川端秀彦．「薬に関する素朴な疑問」 湿布剤の使い分けはどうすればよいですか．小児内科．40(2)，2008，445．
2）神谷正人．湿布剤：温湿布と冷湿布の使い分け．臨床研修プラクティス．3(6)，2006，72．
3）折橋正浩ほか．トウガラシエキス含有貼付剤の皮膚枝神経活動と皮膚温に対する影響．応用薬理．67(1)，2004，307-11．

122 術後のドレーン管理のポイントは？

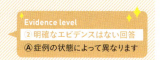

SBバック/SBVAC®（住友ベークライト）とは、手術創内の血液や浸出液を除去するための携帯用低圧持続吸引器であり、整形外科術後に使用されることが多いです（図1）。本項目では特徴と注意点を述べたいと思います。

特徴

①陰圧を解除しなくても、排液量の測定がいつでも正確に可能。
②排液量にかかわらず、一定の吸引圧を持続可能。
③排液口のキャップを閉じたまま再吸引をすることが可能であり、その操作中には創部に対して陽圧がかからない構造となっている。

注意点

　SBバックはバルーンの膨らませ方を変えることが可能ですが、実際には吸引圧を調節する機能はなく全圧か圧なしの2種類の調節しかできないので注意が必要です。

　全圧では排液が300 mLまでは約100 mmHgの一定圧で吸引が可能です（住友ベークライト参考データ）。300 mL以上貯留すると吸引圧が下がるので、貯留液を破棄し、再びバルーンを膨らませる必要があります。

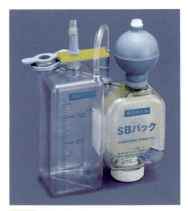

図1 SBバック

第13章

Chapter 13

DVT

※本章での統一表記
深部静脈血栓症（deep venous thrombosis：DVT）
静脈血栓塞栓症（venous thromboembolism：VTE）
肺血栓塞栓症（pulmonary thromboembolism：PTE）
人工股関節全置換術（total hip arthroplasty：THA）
人工膝関節全置換術（total knee arthroplasty：TKA）
股関節骨折手術（hip fracture surgery：HFS）

Chapter 13 DVT

全般

独立行政法人地域医療機能推進機構（JCHO）大阪病院 副院長　**冨士武史**

123　DVTは左側に多く発生するのは本当？

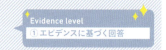

　下大静脈は下大動脈の右側にあります。したがって左側の総腸骨静脈は下大静脈に注ぐ前に右側の総腸骨動脈と交差します（右側の静脈は動脈との交差はなく下大静脈に注ぐ、**図1**）。このために左側の静脈は動脈と交差する部分で狭窄が生じ、血液が流れにくくなります。手術のような侵襲がない場合には、上記の理由で左側にDVTが多く発生します。

　しかし、TKAを行った場合には患肢に静脈への牽引などの侵襲があり、また、駆血が行われたりするので患肢にDVTが生じやすくなります。一方THAでは、大腿骨側

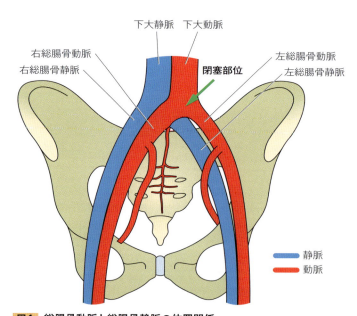

図1　総腸骨動脈と総腸骨静脈の位置関係

の処置を行うときの脱臼肢位では静脈の血流がとだえることが多いために、やはり患肢にDVTが生じやすくなります。したがって、整形外科手術後のDVTは、とくに左側に多く生じるわけではないということになります[1]。

参考・引用文献
1) 藤田悟ほか. 股関節または膝関節全置換術における深部静脈血栓症および肺塞栓症の発生頻度：予見的多施設共同研究. 整形外科. 51, 2000, 745-9.

124 DVT予防として飲水を促すが、飲水量の目安はある？

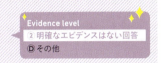

「目安」は何mLということはいえないのは、皆さんもおわかりでしょう。目的は、血液が濃縮しないようにすることです。術中出血量や尿量、ヘモグロビン値などから判断するのですが、症例によって必要な水分量は当然異なります。おおよその「目安」ということであれば、十分な血圧と十分な尿量が保たれている、ということで判断すれば良いと思います。もちろん飲水でも点滴でも同じ効果ですから、患者さんが水分をあまりとってくれない場合には、点滴量を増やすことになります。ただし、「脱水にならないようにする」ということは、一般的な全身管理の範疇になるので、詳細は周術期の全身管理について書かれた成書を参照してください。

125 THAとTKAではTKAのほうがDVTの発生頻度が高いのはなぜ？

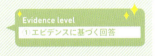

TKAでは駆血を行った場合には術中に静脈血流が途絶しており、駆血しない場合でも下腿や膝窩部で静脈への牽引や圧迫が加わり、これがVirchowの3徴のうちの「血管内皮の損傷」を引き起こすと考えればわかりやすいと思います。もちろんTHAでも、術野の展開のために筋肉を牽引することや、骨セメントの熱なども血管内皮の損傷の原因にはなります。TKAではもっとも血栓が起こりやすいヒラメ静脈への侵襲があるの

で、THA と比較して DVT の発生頻度が高いと考えられます[1]。ちなみに Virchow の 3 徴の残りの 2 つは、「血流の停滞」と「血液凝固亢進状態」です[2]。

　TKA では駆血で血流の停滞が起こります。また、駆血しなくても膝関節を屈曲して手術操作を行っている場合には血流は停滞します。THA では、脱臼して操作を行っている間は静脈血流が途絶するという報告もあり、TKA と同じように血流の停滞が生じることになります。

　血液凝固亢進状態は一般的には手術侵襲や出産などがあれば、すべての人に生じます。「出血する部分があれば止血機構が強くはたらく」というわけです。したがって、手術症例では手術部位がどこであっても血液凝固亢進状態となっていると理解してください。

参考・引用文献
1）藤田悟ほか．股関節または膝関節全置換術における深部静脈血栓症および肺塞栓症の発生頻度：予見的多施設共同研究．整形外科．51, 2000, 745-9.
2）Virchow, R. Gesammelte Abhandlungen zur Wissenschaftlichen Medizin, Meidinger Sohn, Frankfurt, 1856.

126 術中の駆血時間がどれくらいで、DVT 発生のリスクが高くなる？

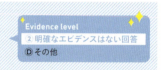

　数分の駆血と 2 時間の駆血では、当然 2 時間の駆血のほうが DVT のリスクは高くなります。DVT の場合、いろいろな要因で発生頻度が上昇するわけですが、「発生頻度が上昇」という意味は、「この値より低ければ DVT が起こらない」ということではありません。「駆血」は血流を止めているので、1 時間の駆血でも駆血しない場合と比較すれば DVT のリスクは当然高くなります。もちろん駆血をしない場合でも DVT は生じます。例えば、4 時間のオペラ観劇でも PTE が生じたという報告がある一方、8 時間飛行機で座ったままでも PTE が生じない人もいるということです。

127 血栓がないのに全体的に腫脹がみられることがあるのはなぜ？

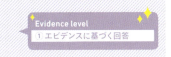

　手術を行った部位には当然出血があります。筋肉や関節包の切断部、骨髄などからの出血で、術後に出血がまったくない手術はありません。出血のすべてがドレーンから排液されるわけではなく、筋肉内、筋肉と筋肉の間、皮下組織などに出血がたまります。DVTとは無関係に手術部位や骨折部位は出血によって「腫脹」するのが当然と考えてください。

　したがって、「腫脹」の有無だけでDVTが生じているかどうかを判断するのは難しいということをわかってもらいたいと思います[1]。ただし、腫脹は本人や家族にも簡単にわかる徴候なので、「腫れるのはあたりまえ」というような説明をしてはダメです。同種の手術後と同じ程度の腫脹かを考えるのも大事ですし、同じでも腫脹があれば記録と報告は必要です。

参考・引用文献
1）藤田悟ほか．股関節または膝関節全置換術における深部静脈血栓症および肺塞栓症の発生頻度：予見的多施設共同研究．整形外科．51，2000，745-9．

128 車椅子の長時間乗車はなぜ危険？

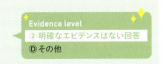

　ベッドの上に背臥位で4時間寝ていることと、車椅子に4時間座っていることを比べてください。車椅子に乗った状態では膝関節と股関節はほぼ90°屈曲しています。この屈曲した部分で血流が停滞しやすいことは、容易に想像がつくと思います（**図1**）[1]。また、血栓が生じやすい下腿が心臓よりずっと下のほうにあるので、静脈圧が高くなり上方への血液の流れが悪くなります。これも血栓が生じやすい原因となります。

　訪室したときにベッドに患者さんが寝ていなければ「離床」していると安心するのは危険です。「車椅子離床」の状態であれば、2時間ごとに立ち上がって足踏みをしても

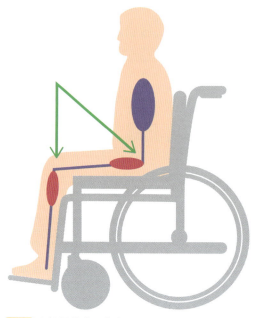

図1 車椅子離床は安全か？

らうなどの工夫が必要です。患者さんにも説明して、わかってもらいましょう。

参考・引用文献
1) 冨士武史. DVTにまつわるもやもや事例9. 整形外科看護. 22(3), 2017, 234-40.

129 なぜDダイマーでDVTの有無をみる？ 毎回下肢エコーを行えば確実に判断できると思うが

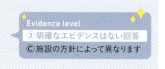

　TKAやTHAの手術後に、毎日下肢エコーを行えば確実にDVTを診断できます。しかし、入院中の患者さん全員に（肺炎で入院してベッド上に寝ている患者さんもVTEの危険がある）毎日下肢エコーをするほどの余裕のある病院はないでしょう。とても現実的とは思えません。

　Dダイマーの計測と下肢エコーでどちらがスタッフの時間を使うかを考えれば、Dダイマーが高くなったときだけエコーをするというのが現実的のように思います。ただ

し、Dダイマーの値がどの程度信頼できるかについては別問題なので、それについては 130 、131 で述べます。

130 術後のDダイマーの値の目安は？

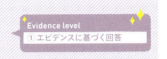

　手術を行っていない一般の患者さんが受診したときに、DVTやPTEを疑ってDダイマーを計測します。Dダイマーの正常値は1μg/mL未満ですから、この値であればDVTやPTEではないと診断できます。これより高値の場合には、DVTかPTEの疑いがあることになりますが、骨折や打撲などで出血がある場合や、関節リウマチなどではDダイマーは高値となるので、Dダイマーが高値なだけでDVTやPTEの診断はできません[1]。

　手術後はさらに複雑になります。TKAの術後1週でDダイマーを計測し、静脈造影でDVTを調べた報告では、10μg/mL以上であればDVTの確率が高いということになっています[2]。しかしこれは正常値ではないので、この値以上であってもDVTがないことも多く、この値未満であってもDVTが生じている場合が少なくありません。「目安」にはなりますが、「安心」できるわけではないことを知っておいてください[3]。

参考・引用文献
1) 川合陽子. 血液学的検査法：バイオマーカーの正しい知識. 静脈血栓塞栓症予防ガイドブック：エキスパートオピニオン. 冨士武史ほか編. 東京, 南江堂, 2010, 54-60.
2) 塩田直史ほか. 股関節周囲骨折術後における深部静脈血栓症・肺塞栓症の発生・診断とその治療. 骨折. 24(1), 2002, 83-7.
3) 山崎聡ほか. 人工股関節置換術における深部静脈血栓症とD-dimerとの関係. Therapeutic Research. 28(6), 2007, 1014-6.

131 当院では術後1週目でDダイマーを行っているが有効？

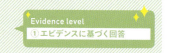

130で述べたように術後1週間でのDダイマーの値に関して、DVTの有無を述べた報告がいくつかあるので[1]、1週で計測する意味はあるかと思います。しかし、整形外科手術後の重篤な合併症であるPTEを少しでも予防するという意味では、手術後1週間での検査では、それ以前のPTEを防止できないことになります。

VTEを予防するためにはいろいろな方法（弾性ストッキング、間欠的空気圧迫法、抗凝固療法）が行われています。それは、下肢整形外科手術後にはVTE発症の確率が高いので、DVTやPTEを発見してから治療するよりも、できるだけ全例で予防するという方針が一般的となっているからです[2]。

参考・引用文献
1) 塩田直史ほか. 股関節周囲骨折術後における深部静脈血栓症・肺塞栓症の発生・診断とその治療. 骨折. 24(1), 2002, 83-7.
2) 日本整形外科学会肺血栓塞栓症／深部静脈血栓症（静脈血栓塞栓症）予防ガイドライン改訂委員会編. 日本整形外科学会静脈血栓塞栓症予防ガイドライン. 東京, 南江堂, 2008, 93p.

132 DVT発見時の対応は？

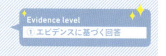

無症候性の遠位型DVTの場合

どのようなDVTを、どの検査で発見したかによって対応は異なります。まず、TKAやTHAの術後に下肢静脈エコーや静脈造影、造影CTなどで、無症候性（症状がない）の遠位型（下腿に限局した）DVTを発見した場合を述べます。TKA・THA後には一定の確率でDVTがあるので、各種の予防法が行われています。もし、予防的抗凝固療法（エドキサバントシル酸塩〔リクシアナ®〕、フォンダパリヌクス〔アリクストラ®〕、エノキサパリン〔クレキサン®〕などの投与）が行われている場合には、これを継続し

て通常のリハビリテーションを行えば良いと考えられます。これらの抗凝固療法は術後10〜14日間の投与によって、2週間後のVTEの発生頻度を低下させることが確認されているからです[1〜3]。したがって、無症候性のDVTを発見したからといって、特別な処置は不要と思われます。もし、予防的抗凝固療法を行っていない場合には、治療としての抗凝固療法を行うべきと考える医師もいると思いますが、遠位型DVTで無症候性であれば予防的投与量で良いと筆者は考えます[4]。

無症候性の近位型DVTの場合

次に無症候性の近位型(血栓が膝窩部より近位にある)DVTを発見したときについて述べます。予防的抗凝固療法が行われていて、近位型DVTを発見することはまれと思いますが、抗凝固療法を継続しながらDVTが縮小することを確認するのが1つの選択肢です。もう1つは、治療的抗凝固療法(一般的には予防的投与量の倍以上)を行うという選択です。この場合には、出血リスクをしっかり判断することが必要です。エドキサバントシル酸塩であれば60mg/日、フォンダパリヌクスであれば5〜7.5mgと、予防的投与量のほぼ倍量を投与します。

症候性のDVTあるいは症候性のPTEを発見したときには、対応がまったく異なります。この場合には「治療」が必要ですので、血栓の部位、大きさなどを考えながら、基本的には治療的抗凝固療法、場合によっては血栓溶解療法を行うことになりますが、治療の主体は循環器科となります。

参考・引用文献
1) 中村耕三ほか. 会告・アリクストラ使用上の注意について. 日本整形外科学会雑誌. 81, 2007, 846-8.
2) 中村耕三ほか. 会告・クレキサン使用上の注意について. 日本整形外科学会雑誌. 82, 2008, 598-600.
3) 岩本幸英ほか. 会告・リクシアナ使用上の注意について. 日本整形外科学会雑誌. 86, 2012, 1093-4.
4) 日本整形外科学会肺血栓塞栓症/深部静脈血栓症(静脈血栓塞栓症)予防ガイドライン改訂委員会編. 日本整形外科学会静脈血栓塞栓症予防ガイドライン. 東京, 南江堂, 2008, 93p.

133　術後、血栓形成が認められたとき、どの程度安静度を制限すれば良い？

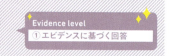

　無症候性の遠位型DVTなら、とくに安静は不要で、通常の術後リハビリテーションを行って良いと考えられます[1]。近位型DVTの場合には、血栓の大きさや部位によって安静度が異なります。大きな血栓が遊離しそうな場合には、一度に遊離しないように安静のうえ、治療的な抗凝固療法が必要と思われます。治療の主体は循環器科に移ります。

参考・引用文献

1) 日本整形外科学会肺血栓塞栓症／深部静脈血栓症（静脈血栓塞栓症）予防ガイドライン改訂委員会編. 日本整形外科学会静脈血栓塞栓症予防ガイドライン. 東京, 南江堂, 2008, 93p.

134　IVCフィルターはいつごろ抜去する？

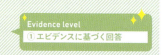

　IVCフィルターには、永久に留置するものと一時的に設置するものがあります。いずれも下大静脈に金属製の粗い網のようなものを留置して、大きな血栓が中枢へ流れていくのを防ぎます。抗凝固療法を行ってもPTEを繰り返す症例が適応ですが、下肢に大きなDVTがあって致死性のPTEを生じる可能性が高い場合にも使います。ただし、IVCフィルター留置にもリスクがあり、IVCフィルターを留置すればすべてのPTEを防げるわけでもありません[1]。IVCフィルター留置の適応や抜去のタイミングについては、循環器科医が判断しますが、一定の基準はあっても症例に応じて検討しているのが実際です。したがって、整形外科医や病棟看護師が判断するものではありません。

参考・引用文献

1) 丹羽明博. IVR. 静脈血栓塞栓症予防ガイドブック：エキスパートオピニオン. 冨士武史ほか編. 東京, 南江堂, 2010, 98-103.

Chapter 13 DVT

薬物療法

独立行政法人地域医療機能推進機構（JCHO）大阪病院 副院長　**冨士武史**

135　THAとTKAで血栓予防の薬が違うのはなぜ？

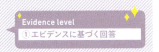

Evidence level
① エビデンスに基づく回答

　整形外科手術後にVTE予防のための抗凝固薬を用いますが、現在では**表1**のような薬剤が使用できます[1]。ワルファリンと未分画ヘパリンはどの手術でも使用可能ですが、フォンダパリヌクス（アリクストラ®）、エノキサパリン（クレキサン®）、エドキサバントシル酸塩（リクシアナ®）の3剤は、THA、TKA、HFSの術後のみ使用できることになっています（フォンダパリヌクスのみはその他の下肢整形外科手術でVTE発生の可能性が高い手術後にも使用可能）。THAとTKAとHFSについては、すべての薬剤が使用可能ですので、薬剤の半減期や中和薬の有無などを考慮して術者の考えで薬剤を選択していると思われます。一般的にどの薬剤をどの手術に使うという決まりはありません。

表1　VTE予防に用いる抗凝固薬

抗凝固薬	未分画ヘパリン	ワルファリン	エノキサパリン	フォンダパリヌクス	エドキサバン
商品名		ワーファリン®	クレキサン®注	アリクストラ®注	リクシアナ®
用法	持続静脈注 皮下注	内服	皮下注	皮下注	内服
半減期	?	70時間	3.2時間	16時間	8〜10時間
中和薬	プロタミン	ビタミンK	プロタミン	無	無
適応疾患	すべて	すべて	THA TKA HFS	THA TKA HFS 一部下肢手術	THA TKA HFS
日本人エビデンス	無	無	有	有	有
排泄	腎	肝	腎	腎	腎・肝

参考・引用文献
1) 冨士武史. "静脈血栓塞栓症（VTE）". 整形外科の疾患治療看護のギモン136：あやふや知識をスッキリ解決. 整形外科看護春季増刊. 整形外科看護編集部編. 大阪, メディカ出版, 2013, 203-20.

136 VTE予防のための抗凝固薬について、朝・夕で計2回服用の人と、昼1回の人がいる。使い分ける根拠はなに？

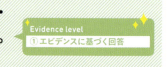

　VTE予防のための抗凝固薬で、ワルファリンは1日1回投与、エドキサバントシル酸塩も1日1回投与なので、一般的には1日2回投与することはありません[1～3]。

　注射薬については、未分画ヘパリンであるヘパリンカルシウムと、低分子量ヘパリンであるエノキサパリンは半減期が短いので1日2回皮下注となりますが、フォンダパリヌクスは半減期が長いので1日1回皮下注となります。

参考・引用文献
1) 中村耕三ほか. 会告・アリクストラ使用上の注意について. 日本整形外科学会雑誌. 81, 2007, 846-8.
2) 中村耕三ほか. 会告・クレキサン使用上の注意について. 日本整形外科学会雑誌. 82, 2008, 598-600.
3) 岩本幸英ほか. 会告・リクシアナ使用上の注意について. 日本整形外科学会雑誌. 86, 2012, 1093-4.

137 フォンダパリヌクスとエノキサパリンの使い分けの基準は？

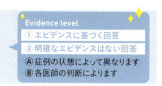

　THA、TKA、HFSの手術後のVTE予防として開発された、フォンダパリヌクス、エノキサパリン、エドキサバントシル酸塩（経口薬）の3剤のうち、フォンダパリヌクスのみがTHA、TKA、HFS以外のVTE発症の危険性が高い下肢整形外科手術に適応があります。したがって、キアリ骨盤骨切り術や高位脛骨骨切り術（HTO）、膝関節靱帯再建術などのVTE予防にはフォンダパリヌクス以外は使用できません。これがフォンダパリヌクスとエノキサパリンを使い分けしている理由であることが多いと思いま

す[1~3]。

　フォンダパリヌクスもエノキサパリンも腎での排泄なので、腎機能が低下している場合には減量する必要があり、フォンダパリヌクスでは通常 2.5 mg のところを 1.5 mg、エノキサパリンでは通常 2,000 単位 1 日 2 回のところを 1 日 1 回に減量します。海外での用量（一般的な体重が平均 80 kg 程度）とフォンダパリヌクスの 2.5 mg は同じですが、エノキサパリンは海外では 3,000 単位 1 日 2 回に対して日本では 2,000 単位 1 日 2 回となっており、海外用量より少ない量になっています。この事実や、高齢者では腎機能低下例が多いことを併せて考え、高齢者には（あるいは高齢者が多い TKA と HFS では）エノキサパリンを使用するという考えで使い分けをしている医師もいます。

参考・引用文献
1) 中村耕三ほか．会告・アリクストラ使用上の注意について．日本整形外科学会雑誌．81, 2007, 846-8.
2) 中村耕三ほか．会告・クレキサン使用上の注意について．日本整形外科学会雑誌．82, 2008, 598-600.
3) 岩本幸英ほか．会告・リクシアナ使用上の注意について．日本整形外科学会雑誌．86, 2012, 1093-4.

138　HTO にエドキサバン服用の効果がないのはなぜ？

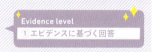

　エドキサバントシル酸塩とエノキサパリンは THA、TKA、HFS の術後の VTE 予防ということで保険適用が定められています。したがって、HTO にはフォンダパリヌクス、カプロシンあるいは通常の未分画ヘパリン、ワルファリンしか使えないことになります[1]。保険上の問題ですが、薬剤の添付文書に記載の適応なので、守っていないと保険医療を実施していないことになるので注意が必要です。

参考・引用文献
1) 冨士武史．"静脈血栓塞栓症（VTE）"．整形外科の疾患治療看護のギモン 136：あやふや知識をスッキリ解決．整形外科看護春季増刊．整形外科看護編集部編．大阪，メディカ出版，2013, 203-20.

139 ヘパリンカルシウムの適応、作用機序は？

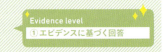

　適応はすべての手術後のVTE予防です。作用機序は、凝固カスケードのいくつかの部分をブロックする形で血液凝固を防止します。術後のVTE予防目的で、当初は未分画ヘパリンが用いられており、その副作用を改善する目的で低分子量ヘパリン（エノキサパリン：クレキサン®）や合成Xa阻害薬（フォンダパリヌクス：アリクストラ®）、あるいは経口抗Xa阻害薬（エドキサバン：リクシアナ®）が開発されてきたという経緯があります。エノキサパリン、フォンダパリヌクス、エドキサバンについては投与量が決まっていますが、未分画ヘパリンは本来APTT（活性化部分トロンボプラスチン時間）を計測しながら投与量を決めるようになっています[1]。したがって一般的には使いにくいということも言えるのですが、半減期が短く中和薬（プロタミン硫酸塩）が存在することから、ヘパリンカルシウムを選択する医師もいます。

参考・引用文献
1) 冨士武史. 薬物的予防法. 静脈血栓塞栓症予防ガイドブック：エキスパートオピニオン. 冨士武史ほか編. 東京, 南江堂, 2010, 43-9.

140 エドキサバン内服時の薬効の評価はどのようにして行う？

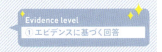

　エドキサバンに限らず術後のVTE予防薬の薬効は、術後のVTE発生頻度を低下させることです。薬剤が一般に使われるようになる前には、「治験」といって薬効や安全性を確かめる試験が行われています。このときには同一の手術（例えばTHA、TKA）の術後に薬剤を一定期間投与して、その後に静脈造影でDVTの発生頻度を調べる方法がとられています。例えば100例のTKAの術後にエドキサバンを投与し、投与しなかった別の100例とVTEの発生率を調べるというような方法です。エドキサバン、エノキサパリン、フォンダパリヌクスでは、日本人でこれらの試験が行われており、有効

性と安全性が確認されています[1~3]。

一方、これら3つの薬剤では、どの程度抗凝固作用が発現しているかを調べることは不要とされているので、ワルファリンや未分画ヘパリンのようにモニタリングして薬剤の量を決定するということはしません。また、これらの薬剤を使用してDダイマーの値を調べても、薬効の判定にはならないというのが定説です。

参考・引用文献
1) 冨士武史ほか. 待機的股関節全置換術後の静脈血栓塞栓症の予防に対するフォンダパリヌクスナトリウムの臨床評価：1.5 mg および 2.5 mg の2用量での有効性と安全性評価. 整形外科. 60(3), 2009, 201-6.
2) 冨士武史ほか. 新薬紹介 下肢整形外科手術施行患者におけるエノキサパリンナトリウムの有用性. 臨床整形外科. 44(6), 2009, 619-25.
3) 冨士武史. 下肢整形外科領域におけるエドキサバンの有用性. Thrombosis medicine. 3(1), 2013, 34-9.

141 APTT、PT-INRなど、どのくらいの値で抗凝固療法を行ったり止めたりしている？また、どのくらいの期間で測定している？

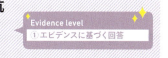

APTTの値で抗凝固療法の調節を行うのは、未分画ヘパリンです。持続注入を行うか、皮下注を1日2～3回行いながらAPTTを計測し、基準値の上限となるように投与量を調節します[1]。

PT-INR（プロトロンビン時間）の値で抗凝固療法の調節を行うのは、ワルファリンです。投与例としては、ワルファリン5mgを3日間毎朝内服し、PT-INRを毎日計測します。4日目からはPT-INRが目標値（例えば1.5）となるように内服量を調節します[1]。ワルファリンは効果が発揮されるまでに3～4日間かかるために、術後の予防には使いにくいといわれています。

参考・引用文献
1) 冨士武史. 薬物的予防法. 静脈血栓塞栓症予防ガイドブック：エキスパートオピニオン. 冨士武史ほか編. 東京, 南江堂, 2010, 43-9.

142 フォンダパリヌクスやエノキサパリン、エドキサバンはどれくらい続けるのが効果的？

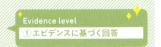

　整形外科術後VTEの予防としてフォンダパリヌクス、エノキサパリン、エドキサバンなどを使用する場合、治験の段階での使用法は術後10〜14日間の投与です[1〜6]。したがって、この期間使用した場合の有効性と安全性については確認されているということになります。例えば「4日間投与で効果があるのか？」とか「20日間投与したらどうなるか？」というような疑問はあるかと思いますが、この疑問に答えるためには「ある投与法」の群と「薬剤の添付文書に書かれた投与法」の群をそれぞれ数百例程度準備して、全例に静脈造影を行い無症候性のVTEの発生頻度を調べ、前向きに安全性を確認することが必要です。実際には投与日数を少し調整するためには、このような調査は行われません。

参考・引用文献
1) 中村耕三ほか．会告・アリクストラ使用上の注意について．日本整形外科学会雑誌．81，2007，846-8．
2) 中村耕三ほか．会告・クレキサン使用上の注意について．日本整形外科学会雑誌．82，2008，598-600．
3) 岩本幸英ほか．会告・リクシアナ使用上の注意について．日本整形外科学会雑誌．86，2012，1093-4．
4) 冨士武史ほか．待機的股関節全置換術後の静脈血栓塞栓症の予防に対するフォンダパリヌクスナトリウムの臨床評価：1.5 mgおよび2.5 mgの2用量での有効性と安全性評価．整形外科．60(3)，2009，201-6．
5) 冨士武史ほか．新薬紹介 下肢整形外科手術施行患者におけるエノキサパリンナトリウムの有用性．臨床整形外科．44(6)，2009，619-25．
6) 冨士武史．下肢整形外科領域におけるエドキサバンの有用性．Thrombosis medicine．3(1)，2013，34-9．

143 術後出血予防に使用するトラネキサム酸の使用法に決まりはある？

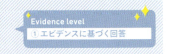

　トラネキサム酸は40年以上前から存在する止血剤ですが、術後の点滴に混入することでは出血量が明らかに減少したという報告はされておらず、あまり用いられなくなっていました。しかし、手術終了前から静脈内に投与することで、術後出血量を減少させ得ることが報告されたことで、現在ではいくつもの施設で使用されています[1]。一般的には手術終了までは静脈内投与を行い、術後の出血血液に薬剤が含まれるようにしま

す。トラネキサム酸は、出血血液が凝固した血液塊が線溶現象で壊れることを防止します。したがって、血管内での凝固（DVT）を増強させる作用はありません。

参考・引用文献
1）山崎聡ほか．Cementless THA の出血量に関する因子：変形性股関節症における検討 Factors affecting to total blood loss in cementless total hip orthroplasty．Hip Joint．31，2005，496-8．

Chapter 13 DVT

理学療法

独立行政法人地域医療機能推進機構（JCHO）大阪病院 副院長 **冨士武史**

144 DVT予防のための患肢挙上の効果のエビデンスは？

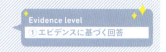

　下肢手術後に患肢を挙上すると、重力によって中枢への静脈血流を助けることから、DVTの予防になると考えられます。麻痺や化膿性疾患などのために弾性ストッキングが装着できない場合には有用ですが、十分なエビデンスがあるわけではありません[1]。

　下肢を15〜30cm挙上することで効果があるという報告があります[2,3]。下肢挙上で圧力勾配をつくって血液の停滞を防ぐ作用を期待しています。この反対の作用を起こすのが車椅子乗車になります。

参考・引用文献
1）藤田悟. 当院ではDVT予防のために患肢挙上を行いますが，効果はありますか？. 整形外科看護. 20(8), 2015, 766.
2）平井正文. 深部静脈血栓症予防における運動．弾力ストッキング，間欠的空気圧迫法の臨床応用. 静脈学. 15, 2004, 59-65.
3）徳田裕ほか. 下肢挙上高及び挙上時間の相違が静脈還流速度に与える影響. みんなの理学療法. 24, 2012, 7-11.

145 足関節自動運動のDVT予防効果は？

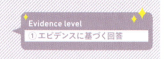

　足関節の自動運動を行い、大腿静脈で血流を調べた研究があります。足関節自動運動を行うことで、大腿静脈の血流は安静時に比べ5〜6倍まで増加するとのことです[1,2]。ただし継続して自動運動を行っていると、血流は低下してくることもわかっています。下腿の筋肉にたまっていた血液を自動運動で送り出しているので、たまっていた血液が

流れてしまうと新しく動脈から供給される血液のみとなり、減少するのだと考えられます。したがって術後の足関節自動運動は、しっかり下肢に力を入れて1セット10〜20回行い、休んだ後にまた動かすという方法で良いと思います（「白衣を見たら足関節自動運動をしましょう」という指導で良いでしょう）。

参考・引用文献
1）平井正文. 深部静脈血栓症予防における運動. 弾力ストッキング，間欠的空気圧迫法の臨床応用. 静脈学. 15, 2004, 59-65.
2）石井政次ほか. DVT予防のための大腿静脈流速からみた血流速改善の比較. Hip Joint. 27, 2001, 557-9.

146 DVT予防のために下肢他動運動を行うことは効果がありますか？

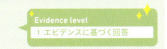

　他動運動では筋肉をストレッチすることになり、筋肉内の血液が静脈に押し出されるので、理論的にも正しいと思います。大腿静脈の流速の変化は安静時の3倍以上と報告されています。また、他動運動ではスタッフが患者さんに対してスキンシップをして行うので、一緒にVTEを予防しようという気持ちにつながることにも意味があるといわれています[1]。

参考・引用文献
1）石井政次. 当院では足関節の自動運動を促していますが，DVT予防効果はありますか？また，他動運動の場合はどうでしょうか？. 整形外科看護. 20, 2015, 762-6.

147 エコーでDVTが見つかったとき、下肢自動運動をして良いのか悪いのか迷う。また、DVTができている人に間欠的空気圧迫法は禁忌？ストッキングのみであればOK？

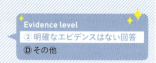

Evidence level
② 明確なエビデンスはない回答
Ⓓ その他

　下肢自動運動を行ったときに静脈血流が増加するので、すでに小さなDVTができていれば静脈血流に乗って流れていきます。この血栓は心臓を通って肺動脈に入り、肺動脈の末梢の小さな動脈で塞栓としてとらえられます（小さなPTE）。肺にはこのような塞栓を溶かして処理する役目があるので、小さな血栓なら問題は生じません。大きな血栓が流れてきて、肺動脈の太い部分に詰まったときに、症候性のPTEとなるのです。「血栓は小さなうちに血流に乗せて処理をする」という考えで良いと思います。間欠的空気圧迫装置の使用も同じように考えることができます。ただし、大きなDVTができているときに間欠的空気圧迫法を行って、症候性のPTEを生じたという報告もあるので[1]、これを理解して行う必要があります。

　エコーで血栓が見つかる場合には2つの場合があります。1つは下肢の腫脹やHomans徴候[2]（ホーマンズ）などでDVTを疑ってエコーを行う場合と、症状はないがDVTを見つけるために行うものです。いずれにしても小さなDVTあるいは遠位型（下腿の）DVTの場合には、下肢自動運動をしっかり行って、あるいはしっかり歩行をして、DVTを飛ばして処理をするということで良いでしょう。大きなDVTあるいは近位型（膝窩部より近位）DVTの場合には、血栓の大きさにもよりますが、抗凝固療法を優先するのが良いように思います。抗凝固療法では、血栓が少しずつ縮小していくことが期待されるので、縮小の状態を確認して運動を再開しましょう。

参考・引用文献
1) 赤木将男ほか．TKA後の深部静脈血栓症に対するリスクマネージメント：下肢深部静脈超音波エコー法による術中静脈血栓形成の検索．日本整形外科学会雑誌．78(1), 2004, 20-6.
2) Homans, J. Exploration and division of the femoral and iliac veins in the treatment of thrombophlebitis of the leg. New England J Med. 224, 1941, 179-86.

148 手術中の間欠的空気圧迫法は有効？

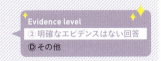

　当然有効であると思いますが、術中の間欠的空気圧迫法の有無のみでDVTの発生頻度を調べた有意差のある報告はないように思います。手術中は足関節自動運動もできませんが、脊椎手術では両下肢に間欠的空気圧迫法が行えるので、良い予防法だと思います。

　一方、THAやTKAでは患側に間欠的空気圧迫法の装置は装着できないので、効果は限定的かと思いますが、装着しないよりは健側だけでも装着するほうが良いと思われます。

149 片脚の手術で、健側に弾性ストッキングを着用するがフットポンプを使用しないのはなぜ？

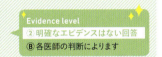

　どういう状況かわかりません。片脚の手術でも、両側に弾性ストッキングあるいは弾性包帯を装着するのは良いと思います。フットポンプ（venous foot pump）や間欠的空気圧迫法については、手術側は術中にこれらの間欠的空気圧迫法を行っていないので、術中にできたDVTをフットポンプなどで遊離させて、PTEを生じることが報告されています[1]。このため手術側には間欠的空気圧迫法を使用しないという方針も、理解できます。

参考・引用文献
1) 赤木将男ほか．TKA後の深部静脈血栓症に対するリスクマネージメント：下肢深部静脈超音波エコー法による術中静脈血栓形成の検索．日本整形外科学会雑誌．78(1)，2004，20-6．

150 フットポンプとカーフポンプの効果の差は？弾性ストッキングとフットポンプは同時に着用すべき？ 片方あれば十分？

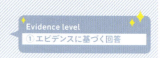

　フットポンプは足底の静脈叢（30〜40 mLの血液がたまるようになっている）を瞬間的に圧迫し、血流を増加させる仕組みです。足底の静脈叢に血液をためるには、下肢を心臓よりも低くしておく必要があります。装置の説明書にも半座位で装着している写真が載っています。したがって患肢挙上の状態や、弾性ストッキングを装着した状態ではフットポンプの効果は低くなると考えて良いと思います[1]。一方、併用しても効果は低下しないという報告もあるので[2]、今のところ一定の見解は得られていないようです。

　カーフポンプは、血圧計のカフのようなものを下腿に巻き間欠的に空気を送り込んで下腿全体を圧迫することで、下腿の筋肉内の血液を静脈に送り出して血流を増加させる装置です。筋肉にはつねに血流があるので、弾性ストッキングを装着していても、下肢を挙上していても、ある程度の効果があると報告されています。また、フットポンプとカーフポンプのどちらのほうが効果があるかは、文献的にはカーフポンプのほうが有効と思われています[3,4]。

> **参考・引用文献**
> 1）石井政次ほか．DVT予防のための大腿静脈流速からみた血流速改善の比較．Hip Joint．27，2001，557-9．
> 2）平井正文．深部静脈血栓症予防における運動，弾力ストッキング，間欠的空気圧迫法の臨床応用．静脈学．15，2004，59-65．
> 3）岩田博英ほか．深部静脈血栓症予防における間欠的空気圧迫法，弾性ストッキングの効果．静脈学．16，2005，319-24．
> 4）藤田悟．当院ではカーフポンプとフットポンプを同時使用していますが、効果の差はありますか？．整形外科看護．20，2015，765．

151 術後弾性ストッキングとフットポンプは健肢につける？ 患肢につける？ 両側につける？

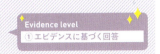

　基本的には両側につけます。ただし、TKAなどで術中にできていたDVTをフットポンプで飛ばしたため、PTEを生じたという報告もあります[1]。患肢のフットポンプや間欠的空気圧迫法の使用は、PTEを生じるリスクを理解して行いますが、多くの症例では装着したほうがDVTのリスクは減ると考えられるので、装着するのが良いと思います。

参考・引用文献
1）赤木将男ほか．TKA後の深部静脈血栓症に対するリスクマネージメント：下肢深部静脈超音波エコー法による術中静脈血栓形成の検索．日本整形外科学会雑誌．78(1), 2004, 20-6.

152 下肢の骨折において腫脹軽減予防で弾性包帯を外側から内側へ巻くのは意味があるのか？

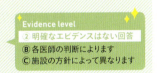

　下肢の骨折や打撲では、筋損傷による内出血や浮腫によって腫脹が生じます。弾性包帯で全体に圧迫を加えることで、腫脹を軽減させることができるので良い方法だと思います。外側から巻くか内側から巻くかについては、特別な意味はないと思います。一定の圧迫力が加わるように、巻きやすい方向で巻いたら良いでしょう。ただし、遠位から巻きはじめて、近位へ進めていくのは当然と思います。

153 弾性ストッキングと弾性包帯の使用効果の差は？

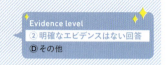

　基本的には同じと考えて良いと思います。弾性ストッキングは下腿周径などからフィットするサイズを選んでいるので、適切な圧迫力が加わると思いますが、膝や下腿の手術でガーゼが厚い場合には、同じサイズの弾性ストッキングではフィットしません。この場合には、厚いガーゼがある間だけ弾性包帯を装着することで弾性ストッキングの代わりとします。弾性ストッキングはどのスタッフが装着しても一定の圧迫力が生じますが、弾性包帯では巻くスタッフによって圧迫力が異なるので、圧迫力の調節ができる反面、適切な圧迫力になるとは限りません。そのためガーゼがない場合には弾性ストッキングのほうが良いと思います。

154 下腿が腫れているとき、弾性ストッキングは着用してはいけない？

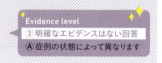

　腫れの程度によると思いますが、基本的には装着して良いと思います。装着することでコンパートメント症候群が生じるほど腫れていれば、もちろん装着しないほうが良いでしょう。症例によって異なると思います。

155 膝までの弾性ストッキングと大腿までの使用の違いは？（当院では骨盤骨切り術は膝まで、THA・TKA は大腿までを使用）

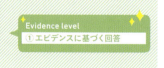

　下腿のみの弾性ストッキングと大腿までの弾性ストッキングで、VTE 予防には大きな差はないという報告があります[1]。すべて下腿以下の弾性ストッキングを使用してい

る施設も多いと思いますが、大腿までの弾性ストッキングを装着するのも良いと思います。なぜ手術によって変えているのかはわかりませんが、医師の考えがあってのことかと思いますので、尋ねてみてください。

ちなみに、予防的抗凝固療法を行っている状態でも弾性ストッキングの効果はあるので[2]、使用に問題のない症例では全例装着するのが良いでしょう。

参考・引用文献
1) Benkö, T. et al. Graduated compression stockings : knee length or thigh length. Clin Orthop Relat Res. 383, 2001, 197-203.
2) 冨士武史ほか. 下肢整形外科手術後のVTE発症抑制に対する弾性ストッキングの有用性：エドキサバン第3相臨床試験の事後解析. 日本人工関節学会誌. 45, 2015, 247-8.

156 弾性ストッキングの着用で、術後の腫脹によって大腿部に食い込んでいることがある。血栓の原因にならない？

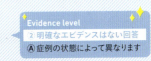

ストッキングの上部がひものようになって締め付けていることがあります。当然その部位で静脈も絞扼されるので、血流を遮断して血栓の原因にもなりますし、筋肉に障害を生じることも考えられます。「食い込んでいることがある」のを観察するのではなく、「食い込まないように頻回に観察して装着しなおす」ことが必要ではないでしょうか？

157 弾性ストッキングの装着期間はいつまで？

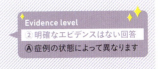

一般的には「実用的な歩行ができるまで」ということになっています。歩行器を使用していても、どんどん歩いている状態なら外しても問題ないと思います。また、「ベッドにはいつもいないが1日中車椅子で座っている」状態であれば、ベッドに寝ているよりもDVTのリスクは高くなるので、せめて弾性ストッキングは装着しておきましょう。しか

し、この場合、車椅子乗車のままという状態から離脱することが、先に検討する問題かと思います（128 参照）。

158 弾性ストッキングは、同じものを使用しつづけて良い？ また、弾性ストッキングは洗うと生地が伸びて効果がないといわれるが、使用期限などはある？

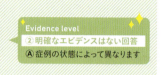

とくに弾性ストッキングの使用期限は明示されていないと思います。もちろん長年使用して生地が伸びているのがわかるようなストッキングは、効果がないと思います。一般的な整形外科術後の2週間程度なら、最初に渡した弾性ストッキングで効果が期待できると思います。ただし、肌に直接触れるような装着であれば、続けて使用できるのは1日程度ではないでしょうか？ もし何日も続けて使用するなら、薄い靴下を下に履くなどの工夫が必要かもしれません。

159 静脈瘤のある患者さんへの弾性ストッキングの使用は行って良い？

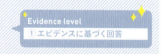

問題ありません。静脈瘤の治療として弾性ストッキングを使用します。

160 ヒラメ静脈などにDVTが見つかった場合、弾性ストッキングの着用は行うべき？

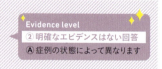

症状がないのにエコーで血栓を見つけた場合を想定してお答えします。エコーをしない施設であれば当然弾性ストッキングを装着していることを考えれば、装着して問題な

いと思います。

　DVT がある状態で弾性ストッキングを装着することは、とくに問題があるとは思いません。

161 術後、PTE を起こした患者さんについて、無事退院したものの、弾性ストッキングは着用したままだった。これからもずっと履き続けないといけない？

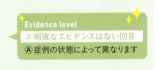
Evidence level
② 明確なエビデンスはない回答
Ⓐ 症例の状態によって異なります

　術後に症候性の PTE を起こした患者さん（PTE の症状があって治療を行った患者さん）については、再発予防のため数カ月間は抗凝固療法を行い、弾性ストッキングも装着してもらうのが一般的と考えます。当然弾性ストッキングは買い増ししてもらい、洗濯して交換しながら使用することになります。

Chapter 14

第14章

感染

Chapter 14 感染

全般

関西医科大学整形外科学教室 講師 齋 賢一

162 術後の創周囲の腫れはいつごろまであるのが正常？ 感染による腫れとの見分け方は？

Evidence level
① エビデンスに基づく回答

サマリー

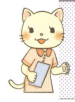

創部の観察のみでは感染性腫脹なのか非感染性腫脹なのか判断が困難なことがありますが、72時間以上浸出液が続く場合は感染を疑いましょう。

術後感染の見きわめ方

　日本整形外科学会による『骨・関節術後感染予防ガイドライン』[1]によると、術後感染の判定に「術野および全身状態の観察は重要である（Grade B：中等度の根拠あり）」と記載されており、アメリカ疾病予防管理センター（Centers for Disease Control and Prevention：CDC）のガイドライン[2]においても「術野の直接観察が最も正確な方法である」と述べられています。しかし、日常診療の現場では判断が困難なこともあります。

　術後感染の診断は、脊椎術後は血液生化学的検査が有用でないという報告がありますが[3,4]、人工関節置換術後はCRPが有用であるという報告があります。炎症が起こると増加するCRP値は通常術後6週以内に基準値に戻るので、この時期の判定は役に立ちます[5]。さらに、術後60日を過ぎても異常値を示す場合は術後感染を疑うべきです[6]。最近は、敗血症の検査項目で使われているプロカルシトニン（PTC）の検査も有用であるという報告も散見されます。

　また、『人工関節周囲感染対策における国際コンセンサス』によると[7]、術後浸出液の持続とは「手術切開部位から72時間以上浸出が続くこと」と定義されており、創処

置や抗菌薬投与を行うことが推奨されています（図1）。しかし、わずかな発赤で浸出液を認めない場合は、抗菌薬を投与せず数日間の経過観察が可能とも報告されています[8]。

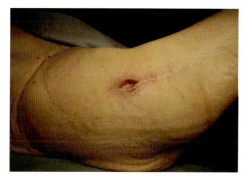

図1 69歳女性、創部に瘻孔を認める人工関節周囲感染

参考・引用文献

1) 日本整形外科学会ほか監. 骨・関節術後感染予防ガイドライン2015. 改訂第2版. 東京, 南江堂, 2015, 91-4.
2) Mangram, AJ. et al. Guideline for prevention of surgical site infection, 1999. Hospital Infection Control Practices Advisory Committee. Infect Control Hosp Epidemiol. 20(4), 1999, 250-78.
3) Iversen, E. et al. Prognosis in postoperative discitis. A retrospective study of 111 cases. Acta Orthop Scand. 63(3), 1992, 305-9.
4) Huber, A. et al. Peri-operative elastase-alpha-1 proteinase inhibitor in patients with postoperative intervertebral discitis. Acta Neurochir (Wien). 120(3-4), 1993, 150-4.
5) Lonner, JH. Identifying ongoing infection after resection arthroplasty and before second-stage reimplantation. Am J Knee Surg. 14(1), 2001, 68-71.
6) Moreschini, O. et al. Postoperative physiopathological analysis of inflammatory parameters in patients undergoing hip or knee arthroplasty. Int J Tissue React. 23(4), 2001, 151-4.
7) Proceedings of the International Consensus Meeting on Periprosthetic Joint Infection, 2013. http://www.msis-na.org/wp-content/themes/msis-temp/pdf/ism-periprosthetic-joint-information.pdf (2017年3月参照)
8) Della Valle, CJ. et al. How do I get out of this jam? Early postoperative problems of primary total hip arthroplasty. Instr Course Lect. 64, 2015, 327-36.

163 術前やそれ以外のときに使用する薬剤に違いはある？ 術前の消毒のエビデンスは？

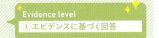

Evidence level
① エビデンスに基づく回答

サマリー

術前皮膚除菌はグルコン酸クロルヘキシジン（日本では薬用石けん）が有用です。最低でも手術前日までに全身除菌をすませます。また、術野消毒は消毒薬間で感染率に明らかな差はありません。

消毒薬間の比較

　現在日本で用いられる消毒薬は、ポビドンヨード、グルコン酸クロルヘキシジン、アルコール添加0.5％クロルヘキシジンなどがあります[1]。ポビドンヨードは、ヨウ素のもつ酸化作用による殺菌作用をもち、残存効果は比較的少なく、作用発現には時間がかかります。アルコール配合剤は、蛋白変性による殺菌作用をもち、強い殺菌作用があり即効性ですが、残存効果はなく芽胞には抵抗性があります。グルコン酸クロルヘキシジンは、細胞膜破壊による殺菌作用をもち、残存効果も高いですが、結核・真菌への殺菌力は弱く、作用発現に時間がかかります（図1）。

　『人工関節周囲感染対策における国際コンセンサス』によると[2]、「術前の皮膚除菌は有用で、グルコン酸クロルヘキシジンで除菌すべきである。また、グルコン酸クロルヘキシジンの過敏症があるか、もしくは使用できない場合は薬用石けんが適切である」と記載されています。しかし、日本では全身洗浄用のグルコン酸クロルヘキシジン製剤はアナフィラキシー反応の可能性があるため認可されておらず[3]、薬用石けんで代用することになります。

　また、術前皮膚除菌のタイミングは、最低でも手術前日までには全身除菌をすませ、入浴後はなにも全身

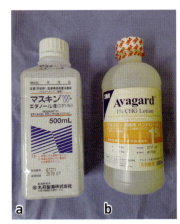

図1　さまざまなクロルヘキシジン製剤
術野消毒用と手指消毒用は異なります。
a：マスキン®エタノール液。
　手指消毒用。
b：3M Avagard™ 1% CHG Lotion。
　術野消毒、手術時の手洗用。

に塗布することなく、清潔な浴衣や寝具を使い就寝することが推奨されています。

　術前の術野消毒は、消毒薬間で術後感染発生率に明らかな差はありませんが[1,2]、アルコールを併用することが有用である可能性があります[4]。

参考・引用文献
1）日本整形外科学会ほか監．骨・関節術後感染予防ガイドライン2015．改訂第2版．東京，南江堂，2015，44-5．
2）Proceedings of the International Consensus Meeting on Periprosthetic Joint Infection, 2013. http://www.msis-na.org/wp-content/themes/msis-temp/pdf/ism-periprosthetic-joint-information.pdf（2017年3月参照）
3）高橋敦子ほか．クロルヘキシジングルコン酸塩によるアナフィラキシー反応．医療関連感染．2，2009，18-9．
4）Mangram, AJ. et al. Guideline for prevention of surgical site infection, 1999. Hospital Infection Control Practices Advisory Committee. Infect Control Hosp Epidemiol. 20(4), 1999, 250-78.

164 人工物を入れる手術の際、手術開始の30分前に病棟で患肢をイソジン®消毒をし、滅菌シーツで保護して手術室へ送っている。効果はあるの？

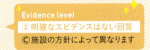

　看護師が病床で術前に患肢全体をイソジン®消毒後、滅菌シーツで包み手術室へ出棟するという一連の作業は、従来多くの医療機関で行われ、人工関節術前の病棟業務に大きな負担をかけていたと考えられます。しかし、明らかなエビデンスはなく、2013年に行われた全国146施設へのアンケート調査では、術前の患肢消毒を実施している施設は約16％にすぎないという結果であり、現在では必須の業務と考えられていないようです[1,2]。

　ただし、術前皮膚除菌は有用であり、グルコン酸クロルヘキシジン（わが国では薬用石けん）を用いて、最低でも手術前日までには全身除菌をして、入浴後はなにも全身に塗布することなく、清潔な浴衣や寝具を使い就寝することが推奨されています[3]。

参考・引用文献
1）岩瀬敏樹．THA&TKAの術前ケア．整形外科看護．18(1)，2013，20-7．
2）岩瀬敏樹ほか．感染のエビデンス8．整形外科看護．20(8)，2015，772-9．
3）Proceedings of the International Consensus Meeting on Periprosthetic Joint Infection, 2013. http://www.msis-na.org/wp-content/themes/msis-temp/pdf/ism-periprosthetic-joint-information.pdf（2017年3月参照）

165 人工関節置換術後の感染予防のため、温めないよう指導すると学んだが、年数を経過してもリスクは不変なのか？

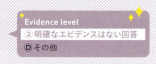

Evidence level
②明確なエビデンスはない回答
Ⓓその他

体温と感染率

　人工関節置換術後に患部を温めることで感染率が上昇するという報告はみられず、エビデンスもありません。むしろ、周術期の低体温と術後感染率は関連があり[1]、感染率が約3倍になるため体温36.5℃以上での管理が望ましいとされています[2]。周術期の低体温は、血管が収縮することで創部局所の血液量を低下させ、組織が低酸素状態となること、また血液凝固系にも影響を与え、凝固能が低下するため血腫の発生も増加させます。以上のことが感染率の上昇につながると考えられています[3]。

　また、温風式加温ブランケットの使用によって、感染率が上昇したという報告はありませんが、理論的な問題があるとされています[1]。

参考・引用文献
1) Proceedings of the International Consensus Meeting on Periprosthetic Joint Infection, 2013. http://www.msis-na.org/wp-content/themes/msis-temp/pdf/ism-periprosthetic-joint-information.pdf（2017年3月参照）
2) Kurz, A. et al. Perioperative normothermia to reduce the incidence of surgical-wound infection and shorten hospitalization. Study of Wound Infection and Temperature Group. N Engl J Med. 334(19), 1996, 1209-15.
3) 岩瀬敏樹ほか. 感染のエビデンス 8. 整形外科看護. 20(8), 2015, 772-9.

166 インプラントを留置した場合、留置しない場合、それぞれの観察期間はどれくらい？

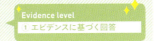

サマリー

インプラントを留置しない場合の追跡期間は術後30日、インプラントを留置する場合の追跡期間は術後90日が推奨されています。しかし、人工関節置換術を受けた患者さんは無期限に経過観察するべきです。

1999年のアメリカ疾病予防管理センター（Centers for Disease Control and Prevention：CDC）のガイドラインでは、手術部位感染（surgical site infection：SSI）の追跡期間については「インプラントを留置しない場合の追跡期間を術後30日、インプラントを留置する場合の追跡期間を術後1年」としていました[1]。しかし、長期間追跡するにはコストがかかること、SSIの多くは術後3カ月以内に発生していること、術後3カ月以降に発生するSSIが周術期の対策で予防可能である根拠が乏しいことなどから、2013年の改定では「インプラントを留置しない場合の追跡期間を術後30日、インプラントを留置する場合の追跡期間を術後90日」となりました[2]。

また、日本整形外科学会による『骨・関節術後感染予防ガイドライン』においても、同様の見解が述べられています（Grade B：中等度の根拠あり）[3]。しかし、人工関節置換術を受けた患者さんは、術者（または施設）の責任によって無期限に経過観察されるべきと考えます。

参考・引用文献

1) Mangram, AJ. et al. Guideline for prevention of surgical site infection, 1999. Hospital Infection Control Practices Advisory Committee. Infect Control Hosp Epidemiol. 20(4), 1999, 250-78.
2) Centers for Disease Control and Prevention：National Healthcare Safety Network(NHSN). http://www.cdc.gov/nhsn/[Accessed 9 January 2017].
3) 日本整形外科学会ほか監. 骨・関節術後感染予防ガイドライン2015. 改訂第2版. 東京, 南江堂, 2015, 107-9.

167 創部への消毒を毎日行う医師と、創部への消毒を毎日行わない医師がいる。どちらが正しいの？

Evidence level
① エビデンスに基づく回答

サマリー

毎日の消毒は不要という考え方が一般的になってきました。

毎日の消毒が不要な理由

1999年にアメリカ疾病予防管理センター（Centers for Disease Control and Prevention：CDC）によって作成された『CDCガイドライン』がわが国にも浸透し[1]、それに基づき『骨・関節術後感染予防ガイドライン』が作成され[2]、現在は毎日の消毒は不要という考え方が一般的です[3]。

わが国のガイドラインによると、「手術創を一次閉鎖した場合、切開創を24～48時間は滅菌した被覆材で覆っておく」。また48時間経過後も切開創を被覆材で覆うべきか否か、また手術創の被覆なしで抜糸前にシャワー浴や入浴可能かどうかについては「現在のところ結論は得られていない」と記載されています。つまり、術後創治癒の経過において、表皮は12～24時間でフィブリンが出てきて固着し、48時間で表皮が形成され、72時間もすると表皮が創の表面を覆いバリア機能を獲得するため、術後48時間以内の消毒はこの治癒機転を障害するため望ましくないということです[4]。

欧米では、術後48時間以降の消毒は創治癒の遷延を引き起こすため、むしろシャワー浴などで清潔に保つほうが良いという考え方が浸透しており、出血や浸出液がなければ創部を開放することを推奨しています。わが国では「湿潤環境下の創は、乾燥させた創より早く治癒する」という考え方もあり[5]、術後48時間以降にガーゼを除去し、閉塞性ドレッシング材（ポリウレタンフィルムやハイドロコロイド被覆材）で被覆して、抜糸までそのままという施設が増えています。

参考・引用文献

1) Mangram, AJ. et al. Guideline for prevention of surgical site infection, 1999. Hospital Infect Control Hosp Epidemiol. 20(4), 1999, 250-78.

2）日本整形外科学会ほか監. 骨・関節術後感染予防ガイドライン2015. 改訂第2版. 東京, 南江堂, 2015, 101-2.
3）岩瀬敏樹ほか. 感染のエビデンス8. 整形外科看護. 20(8), 2015, 772-9.
4）今村史明ほか. 人工関節置換術後の創治癒遅延とその対策. 関節外科. 26(12), 2007, 1430-6.
5) Winter, GD. Formation of the scab and the rate of epithelization of superficial wounds in the skin of the young domestic pig. Nature. 193, 1962, 293-4.

168 手術室入室時に履き物を替える必要はある？

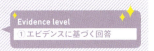

Evidence level
①エビデンスに基づく回答

サマリー

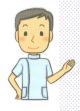

手術室におけるスリッパの履き替え、靴カバーの使用といった入室時の履き物の変更とSSI発生率との関係のエビデンスは存在しません。しかし、履き替えを中止するにあたっては、手術室内の環境整備やスタッフ教育を十分に行う必要があります。

感染率に差がある場合とない場合がある

　従来、日本の病院では手術室や集中治療室といった特別な区域においてスリッパの履き替えを行ってきましたが、近年、各種ガイドラインの記載を踏まえ1足制を採用している施設が増えてきました[1]。日本整形外科学会学術研究プロジェクト調査（人工関節置換術後および脊椎インストゥルメンテーション術後感染症例実態調査）によると、人工関節置換術における感染率はシューズの違いによる有意差を認めませんでした。

　しかし、脊椎インストゥルメンテーション手術における感染率は外履き用一般シューズの使用での感染率のほうが有意に高かったとの報告があります[2]。

　日本整形外科学会による『骨・関節術後感染予防ガイドライン』においても[3]、「手術室におけるスリッパの履き替え、靴カバーの使用といった入室時の履き物の変更とSSI発生率との関係のエビデンスは存在しない（Grade B：中等度の根拠あり）」とされています。さらに、インプラントを使用する手術室の1足制には抵抗を示す整形外科医も少なくなく、運用にあたって以下の3つのような問題点も指摘されています[1]。①床は汚染されているという認識がスタッフのなかで低いこと、②各種ガスや電源が壁面にある場

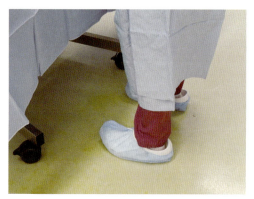

図1　靴カバー
血液汚染が予想される場合は靴カバーが有効です。

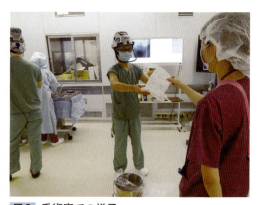

図2　手術室での様子
床は汚染されているという認識をもち、床に物を捨てないように心がけましょう。

合のコード類が床をはうという設備上の問題点、③スタッフの靴の汚染によって環境への血液・体液汚染を広げる可能性があること、などです。

それらに対し、「処置台を増設し床での作業をなくす」「床面のコード類を扱う場合は手袋を使用する」「床面での作業を行った後は、ゲル状擦式消毒用アルコールを使用する」「血液汚染が予測される場合はシューズカバーを装着する」などの対策が考えらます。これらを含むマニュアルの作成やスタッフへの意識付けの徹底が推奨されています（**図1、2**）。

また、手術室の扉の開閉を制限することは感染予防にとても重要です（**図3**）[4]。手術室の扉を開閉するおもな職種は、看護師や物品を運搬するスタッフというデータもあるので、必要な物品はできるだけ手術室に用意しておき、扉の開閉を最小限にするよう努力しましょう。

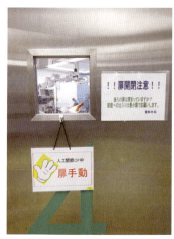

図3　手術室の扉
手術室の扉の開閉を制限することは感染予防に重要で、手術中は手動式に変更するのも有効です。

参考・引用文献

1) 国公立大学附属病院感染対策協議会編．病院感染対策ガイドライン．改訂版．東京，じほう，2012，149-50．
2) 山本謙吾ほか．インプラント手術における手術部位感染の疫学．整形・災害外科．53(5)，2010，419-25．
3) 日本整形外科学会ほか監．骨・関節術後感染予防ガイドライン2015．改訂第2版．東京，南江堂，2015，59-61．
4) Centers for Disease Control and Prevention：National Healthcare Safety Network(NHSN)．http://www.cdc.gov/nhsn/[Accessed 9 January 2017]．
5) Panahi, P. et al. Operating room traffic is a major concern during total joint arthroplasty. Clin Orthop Relat Res. 470(10)，2012，2690-4．

Chapter 14　感染

創管理

市立豊中病院整形外科　三好祐史

169　傷が治る過程について教えて

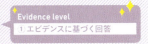

サマリー

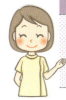

創傷治癒の過程は、一般的には炎症期・増殖期・成熟期の３期に分けられます。

創傷治癒の過程は、一般的には炎症期・増殖期・成熟期の３期に分けられます（図１）。

炎症期

外科手術傷に代表される汚染のない切創の治癒の過程は、数分以内に炎症期が始まり３日以上持続します。この時期は、血小板が凝集すると同時に各種の止血・凝固因子が放出され、最終的にはフィブリン凝塊が形成されます。また、局所知覚神経端末の刺激によって血管拡張が起こり、白血球やマクロファージが遊走し細菌や異物を除去します。24時間もすると上皮細胞（基底細胞）は創面を覆い始め、およそ48時間で上皮細胞によって被覆され、外界とのバリアが完成します。

	期間	作用
炎症期	数分〜数日	止血・組織の清浄化
増殖期	数日〜数週間	血管新生・肉芽形成
成熟期	数週間〜１年以上	組織の成熟・瘢痕化

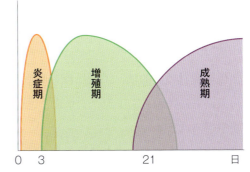

図１　創部治癒の過程

増殖期と成熟期

　次の増殖期は炎症期と重なって始まります。増殖期は、フィブリン塊に侵入した線維芽細胞がコラーゲン線維やエラスチンなどの細胞外マトリックスを生成します。また、損傷を受けた血管断端からは増殖因子による刺激によって新生血管の増殖が盛んとなります。そして、創内の血管内皮細胞・新生血管・線維芽細胞・細胞外マトリックスなどによる肉芽形成が起こります。そして、1年以上続く成熟期にはコラーゲン線維の成熟や毛細血管の退縮などの変化によって最終的に瘢痕組織となります。

参考・引用文献
1）穴澤貞夫ほか. ドレッシング新しい創傷管理. 東京, へるす出版, 1995, 28-40.
2）炭山嘉伸ほか. 感染症・合併症ゼロを目指す創閉鎖. 東京, 羊土社, 2010, 96-106.

170　術後、創部の被覆材に浸出液が付いていても積極的に交換しないのはなぜ？

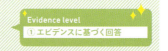
Evidence level
① エビデンスに基づく回答

サマリー

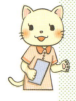

moist wound healing（浸出液に含まれる白血球・マクロファージ・細胞増殖因子などを創面に保持し、適切な湿潤した環境に保持する方法）の考え方が浸透してきており、湿潤性ドレッシング材による創部の保護が採用されつつあるからです。

被覆材の目的

　創傷被覆材の目的は、①浸出液の吸収除去、②創傷治癒に最適な環境の形成と維持、③汚染からの保護、④圧迫、⑤止血、⑥外界からの物理的刺激からの保護、⑦整容性などが挙げられます[1,2]。

　以前は創部周囲の血液や浸出液をガーゼで吸収し、傷を乾燥させて治すといった dry dressing の考え方が広く採用されていました。しかし、1962年に Winter は、ブタの表

皮創はポリエチレンフィルムで被覆した浸潤した傷のほうが、乾燥状態の傷よりも上皮化が速かったと報告しました[3]。その後も数多くの報告から、創面は湿潤環境を保つほうが良いことがわかりました。

浸出液と moist wound healing

浸出液に含まれる白血球・マクロファージ・細胞増殖因子などを創面に保持し、適切な湿潤した環境に保持する考え方は、近年 moist wound healing（モイスト ウンド ヒーリング）という言葉で浸透してきています。この考えに基づいて、当院では多くの場合、湿潤性ドレッシング材であるハイドロコロイドを用いたカラヤヘッシブ®（アルケア社）を使用しています。先に述べた傷の治癒過程や moist wound healing の考え方を採用すると、術後早期の被覆材の交換は不要です。1999 年の米国疾病予防管理センター（CDC）ガイドライン[4]においても、滅菌ドレッシングで 24 ～ 48 時間閉鎖したままとすることが推奨されています。

ただし、浸出液が多い場合には、創周囲の皮膚の浸軟化を招き、感染に対する防御能を低下させる可能性や、潜在的な感染が存在する可能性があります。そのため定期的な創部確認を行い、創周囲の皮膚の発赤などの感染徴候について評価する必要があります。

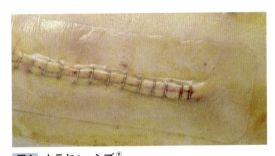

図1　カラヤヘッシブ®
（千葉大学医学部附属病院食道胃腸外科　落合武徳先生より写真提供）

参考・引用文献
1）穴澤貞夫ほか．ドレッシング：新しい創傷管理．東京，へるす出版，1995，3-6．
2）炭山嘉伸ほか．感染症・合併症ゼロを目指す創閉鎖．東京，羊土社，2010，96-106．
3）Winter, GD. Formation of the scab and the rate of epithelization of superficial wound in the skin of the young domestic pig. Nature. 193, 1962, 293-4.
4）Mangram, AJ. et al. Guideline for Prevention of Surgical Site Infection, 1999. Centers for Disease Control and Prevention（CDC）Hospital Infection Control Practices Advisory Committee. Am J Infect Control. 27(2), 1999, 97-132.

171 術後、浸出液が少ないときはどのようなものを創部に貼付すべき？ また毎日のドレッシング交換は必要？

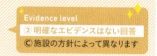

Evidence level
②明確なエビデンスはない回答
Ⓒ施設の方針によって異なります

> **サマリー**
>
> 現在ではさまざまなドレッシング材が開発・販売されているので、それぞれの施設や医師によって使用する製品が分かれます。
> 術後に使用する被覆材としては、使用法が簡単で低価格のためガーゼを使用することもありますが、閉鎖性ドレッシング材の代表的なものとして、ポリウレタンフィルムドレッシング材・ハイドロコロイドドレッシング材なども使用されています。

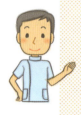

ドレッシング材の種類

現在ではさまざまなドレッシング材が開発・販売されています。術後に使用する被覆材の代表的なものとして、ガーゼはもちろんのこと、ポリウレタンフィルムドレッシング材・ハイドロコロイドドレッシング材などがあります。

ポリウレタンフィルムドレッシング材は、粘着性のある透明なフィルムで、吸水性はありませんが、水蒸気や酸素をある程度透過させます。

ハイドロコロイドドレッシング材は、適度な粘着性と厚みがあり、血液や浸出液を吸収しつつ、創面を湿潤環境に保つことができます。また、大気中の酸素を遮断し創面の酸素分圧を低下させるので、代償的に創部の毛細血管形成が促進され創治癒を促進させます。創面に固着しないので、ドレッシング材を剥がすときに創部を損傷しにくいことも利点として挙げられますが、長期間貼付することで皮膚炎を起こすことがあります。

ドレッシング材の使い分けと交換のタイミング

筆者の施設では多くの場合、ハイドロコロイドドレッシング材（カラヤヘッシブ®：アルケア社など）を使用しています。

moist wound healingの考え方では、被覆材は主として湿潤環境を保つとともに創部のサイトカインなどを温存して創部を治癒させる目的で使用されます。適切な被覆材を使用していれば、必ずしも毎日のドレッシング交換は必要ではありません。ただし、感染をともなう創部では、湿潤環境を保つことで感染が増悪することがあり注意が必要です。

　浸出液がほとんどない、もしくは乾燥した創面には、視認性が良い透明なフィルムドレッシング材（IV-3000®：smith and nephew社）を使用することもあります。

172　ステリストリップ™テープはいつ剥がすのが良い？

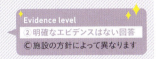

Evidence level
②明確なエビデンスはない回答
ⓒ施設の方針によって異なります

ステリストリップ™テープの使い方と剥がすタイミング

　術後に使用するステリストリップ™テープは、真皮や皮膚縫合を行った部位へ貼付し、これらの縫合の補強材として使用することが多くあります。創傷治癒過程において、一般的には48時間以内に創面が閉鎖され外界に対するバリア機能が形成されるといわれているので、理論的にはこの時期に剥がしても良いです。しかし、傷が閉じていたとしても組織の引っ張り強度は3週で正常皮膚の20％、6週で70％と徐々に上昇を続けます[1]。そのため、関節周囲などの皮膚の可動性の大きい縫合部では創傷治癒が十分でないこともありますし、創周囲の皮膚の物理的刺激からの保護や整容性のため、抜糸に合わせて剥がす医師もいれば、自然に剥がれるまで貼ったままとする医師もいます。

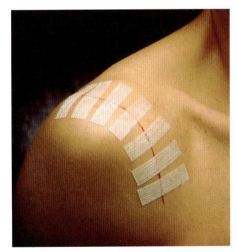

図1 ステリストリップ™テープ
スリーエム ジャパン（株）

参考・引用文献
1）穴澤貞夫ほか．ドレッシング：新しい創傷管理．東京，へるす出版，1995，3-6．

173 糖尿病患者さんは傷が治りにくいといわれる理由は？

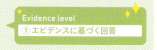

サマリー

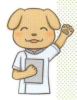

手術侵襲によって、糖尿病患者さんの血糖値は通常より上昇します。高血糖になると、創傷治癒過程で重要な好中球の機能が低下するとされています。それだけでなく、脱水、血流低下、末梢神経障害、低栄養などの糖尿病の合併症が易感染性や創傷治癒遅延に影響を与えています。

手術侵襲と糖尿病

　手術侵襲によって炎症性サイトカインの分泌が増大し、糖尿病患者さんの血糖値はさらに上昇します。高血糖になると、創傷治癒過程で重要な好中球のさまざまな機能（遊走能、接着能、貪食能、殺菌能）がいずれも低下するとの報告が多くあります。また、高血糖の状態は利尿ホルモンなどの影響で脱水になり、皮膚が乾燥することでバリア機能の低下をきたしやすくなります。

　糖尿病の合併症としては血管障害や末梢神経障害が知られています。血管障害が起こると血流の低下から低酸素状態となります。この状態では、好中球の酸素依存性殺菌能が低下したり、微好気性菌や嫌気性菌の発育が増加したりすることで感染が助長されます。また、末梢神経障害では発汗異常による皮膚のバリア機能の低下が起こりやすくなります。

　さらに、糖尿病患者さんはインスリンのはたらきが低下しブドウ糖の取り込みが低下しているので（インスリン抵抗性）、栄養障害による易感染性や創傷治癒遅延も起こりやすいです[1]。

　血糖値の推移と術後感染症のリスクについての報告もなされています。術後48時間以内に血糖値が200mg/dLより高い場合は、術後感染症のリスクが上昇するとされて

います[2]。そして、現在では、周術期の血糖コントロール目標値は140〜180 mg/dL程度が推奨されています[3]。

参考・引用文献

1) 柴孝也ほか. 糖尿病における易感染性の機序. Diabetes Frontier. 14(6), 2003, 728-31.
2) Mangram, AJ. et al. Guideline for Prevention of Surgical Site Infection, 1999. Centers for Disease Control and Prevention(CDC)Hospital Infection Control Practices Advisory Committee. Am J Infect Control. 27(2), 1999, 97-132.
3) Moghissi, ES. et al. American Association of Clinical Endocrinologists and American Diabetes Association consensus statement on inpatient glycemic control. Diabetes Care. 32(6), 2009, 1119-31.

第15章

Chapter 15

自己血輸血

Chapter 15 自己血輸血

自己血輸血

近畿大学医学部堺病院看護部 手術室看護師 / 学会認定自己血輸血看護師　**住野加代子**

174 自己血採血にかかる時間について適切な採血時間はある？

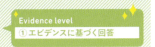

サマリー

個人差はありますが、200 mL で 4〜5 分、400 mL で 5〜8 分が基準です。

日本赤十字社の献血

　日本赤十字社の献血では 200 mL で 4〜5 分、400 mL で 5〜8 分（上限は 200 mL で 10 分、400 mL で 15 分）とされています[1]。患者の血管の太さや血圧などによって採血にかかる時間はばらつきがあります。採血時間が長いと血液凝固・線溶系が亢進するといわれています[2]。また、凝集塊は白血球からの生理活性物質や、白血球が保存中に破壊したものをきっかけに凝集が起こると考えられており、保存前白血球の除去によって抑制することができます[3,4]（図1）。

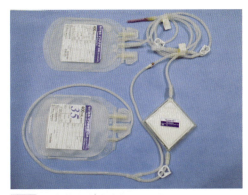

図1 保存前白血球除去フィルター

参考・引用文献

1）脇本信博．"自己血輸血"．実践輸血マニュアル（2012年）．脇本信博編．大阪，医薬ジャーナル社，2012，124-5．
2）玉木利雄ほか．採血時間が血液に与える影響について．日本輸血学会誌．44(2)，1998，237．
3）比留間潔．保存前白血球除去導入の意義と問題点．臨床病理．118(Suppl)，2002，23-37．
4）奥山美樹．輸血副作用を防ぐ「保存前白血球除去」．輸血ケア：事故と副作用を防ぐ「コツ」編．東京，照林社，2003，68-70．

175 日赤血の場合はそのまま使用するが、自己血は加温してから返血する？

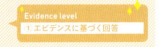

サマリー

自己血輸血でも加温する必要はありません。

加温を必要とする場合としない場合

通常の輸血は自己血輸血でも加温する必要はありません[1]。加温によって物理的障害が加わった赤血球を輸血した場合、発熱をともなわない溶血反応が現れます[2]。

ただし、加温する必要性のある輸血を**表1**に示します[3]。血液を低温のまま輸血すると患者さんの体温を低下させ、不整脈・心拍出量低下などを誘発して心不全を引き起こす場合があります。また、手術中に低体温が起きた場合には、血小板機能の低下などによって止血が延長するため、術中患者さんの体温を保つことが大切です。

加温が必要となる際は適切な加温装置を使用し、過加温（37℃を超える温度）にならないように十分に注意する必要があります。

表1 血液を加温する必要性のある輸血

① 100 mL/分を超える急速輸血
② 30分以上にわたる50 mL/分を超える成人の急速輸血
③ 心肺バイパス術の復温期における輸血
④ 新生児の交換輸血
⑤ 15 mL/kg/時を超える小児の輸血
⑥ 重症寒冷自己免疫性溶血性貧血患者への輸血

参考・引用文献
1) 脇本信博. "自己血輸血". 実践輸血マニュアル(2012年). 脇本信博編. 大阪, 医薬ジャーナル社, 2012, 128p.
2) 藤田浩. 輸血(RCC-LR)は「加温しない」. Expert Nurse. 30(1), 2013, 32-3.
3) 日本赤十字社. "赤血球製剤". 輸血用血液製剤取り扱いマニュアル(2010年). 東京, 日本赤十字社, 2010, 7.

176 自己血の滴下スピードの基準はある?

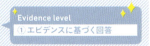

サマリー

輸血開始10〜15分間は約1mL/分、その後問題がなければ約5mL/分程度です。自己血輸血の滴下速度と患者観察は、同種血輸血の場合と同様です。

自己血の滴下スピードと留意点

　成人の場合、輸血開始から最初の10〜15分間は約1mL/分で輸血し、その後問題がなければ約5mL/分程度まで速度を上げることができます。看護師は輸血開始後5分間はベッドサイドに付き添い急性反応の有無を確認し、輸血開始後15分経過時には再度患者さんの観察を行います。採血量が所定量よりも少なく、相対的に採血バック内の抗凝固薬の量が多くなった場合、返血時にはクエン酸中毒*にならないよう、輸血速度に注意します[1]。

*クエン酸中毒（低カルシウム血症）：口唇や手指のしびれ、けいれん、悪心などの症状があれば返血速度を遅くするか、カルシウム剤を静注することもあります。

参考・引用文献
1) 小松久美子. "自己血輸血". 実践輸血マニュアル2012年. 脇本信博編. 大阪, 医薬ジャーナル社, 2012, 99.

177 貯血式自己血輸血か回収式自己血輸血かを決める基準はある？

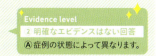

Evidence level
2 明確なエビデンスはない回答
Ⓐ 症例の状態によって異なります。

サマリー

学会基準はありますが、選択は医師の裁量によって決定しているのが現状です。

日本自己血輸血学会の考え

　日本自己血輸血学会貯血式自己血輸血実施基準（2011）の適応は、全身状態が良好で緊急を要しない待機手術、循環血液量の15％以上の出血で輸血が必要と考えられる場合、まれな血液型や不規則抗体がある場合です[1]。手術予定日の3日以内の採血は行えません。禁忌は菌血症のおそれのある細菌感染患者さん、不安定狭心症患者さん、中等度以上の大動脈弁狭窄症患者さん、NYHA分類でⅣ度の患者さんです[2]。

　回収式自己血輸血実施基準（2012）の適応は、洗浄式・非洗浄式ともに、開心術・大血管手術ならびにその他の無菌的手術です。緊急手術や術中の急な出血時にも自己血回収装置で対応することが可能です。禁忌は細菌あるいは悪性腫瘍細胞の混入がある場合です[3]。

　上記のように貯血式・回収式の適応はありますが、どちらにも適応がある症例も多くあります。「貯血式では不足する場合に回収式を考慮する」施設と、「回収式では不足する場合に貯血式を考慮する」施設があり、施設の基本方針により決まるというのが実情です。

参考・引用文献
1) 脇本信博編. 貯血式自己血輸血の概要と実際. 日本自己血輸血学会, 2011, 4-10.
2) 伊藤和彦ほか. "自己血輸血". 新輸血医学. 伊藤和彦編. 京都, 金芳堂, 1993, 391-410.
3) 日本自己血輸血学会. 回収式自己血輸血実施基準（2012）. 自己血輸血. 25(1), 2012. http://www.jsat.jp/jsat_web/standard2012/standard2012.pdf（2017年3月参照）

178 THAやTKAの患者さんはほぼ自己血輸血を行っているが、必要なの？

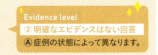
Evidence level
② 明確なエビデンスはない回答
Ⓐ 症例の状態によって異なります。

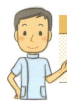

サマリー

患者状態に合わせて、自己血輸血を選択します。

自己血輸血の意義

　当院は再置換術を含む人工股関節全置換術（total hip arthroplasty：THA）では貯血式自己血輸血と術中・術後回収式自己血輸血を、再置換術含む人工膝関節全置換術（total knee arthroplasty：TKA）では貯血式自己血輸血と術後回収式自己血輸血を患者状態に合わせて実施し、同種血輸血の使用は減少しています。THAやTKAを受けられる患者さんは待期手術が多く、貯血式自己血輸血を準備する過程は、患者さんが医療へ参加して病気と闘う意識を高める精神的効果や、術後血栓症の減少効果があると報告されています[1]。

参考・引用文献
1）脇本信博. "自己血輸血". 実践輸血マニュアル2012年. 脇本信博編. 大阪, 医薬ジャーナル社, 2012, 73.

179 輸血時、濾過筒を血液で満たしている。日本赤十字社の取り扱いにはそのように記載されていないのでは？

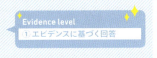

サマリー

濾過筒は満たします。

輸血用血液製剤の使い方

輸血用血液製剤取り扱いマニュアルの準備手順では以下のように記載されています[1]。

『濾過筒（濾過網のある部分）を指でゆっくり押しつぶして離し、濾過筒内に血液を満たします（図1）。点滴筒（濾過網のない部分）を指でゆっくり押しつぶして離し、点滴筒の半分程度まで血液をためます（図2）。』濾過網の部分は血液で満たし、網のすべてが血液流路となるほうが濾過の効率が良いからです。

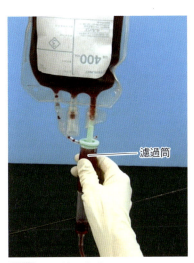

図1 濾過筒を充満

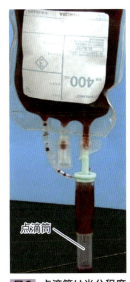

図2 点滴筒は半分程度まで

参考・引用文献

1) 日本赤十字社."赤血球製剤". 輸血用血液製剤取り扱いマニュアル（2010年）. 東京, 日本赤十字社, 2010, 5.

List of Authors

執筆者一覧

社会医療法人みゆき会みゆき会病院 病院長
武井　寛　たけい・ひろし　001〜008

住友病院整形外科 副医長
藤森孝人　ふじもり・たかひと　009〜013

高知医療センター整形外科 部長
時岡孝光　ときおか・たかみつ　014〜018

高知医療センター整形外科 副医長
多田圭太郎　ただ・けいたろう　014〜018

関西労災病院整形外科 副部長
坂浦博伸　さかうら・ひろのぶ　019〜024

兵庫医科大学整形外科学教室 講師
圓尾圭史　まるお・けいし　025〜031

岡山医療センター整形外科
篠原健介　しのはら・けんすけ　032〜041

岡山医療センター整形外科
廣瀬友彦　ひろせ・ともひこ　032〜041

岡山医療センター整形外科 医長
竹内一裕　たけうち・かずひろ　032〜041

岡山医療センター整形外科 客員医長
中原進之介　なかはら・しんのすけ　032〜041

岡山医療センター10A病棟
丸尾美樹　まるお・みき　032〜041

岡山医療センター10A病棟 師長
賀陽真由美　かよう・まゆみ　032〜041

船橋整形外科病院スポーツ医学・関節センター肩関節・肘関節部門
竹内康剛　たけうち・やすたか　042〜044

船橋整形外科病院スポーツ医学・関節センター肩関節・肘関節部門 部長
高橋憲正　たかはしのりまさ　042〜044

葛城病院 病院長/人工関節センター長		
中島幹雄	なかじま・みきお	045〜049
大阪急性期・総合医療センター整形外科 主任部長		
西井　孝	にしい・たかし	050〜056
大阪急性期・総合医療センター整形外科 医長		
小柳淳一朗	こやなぎ・じゅんいちろう	057〜063
北里大学医学部整形外科学 助教		
福島健介	ふくしま・けんすけ	064〜075
独立行政法人地域医療機能推進機構（JCHO）大阪病院整形外科 医長		
山田裕三	やまだ・ゆうぞう	076〜077, 078〜085
関西医科大学総合医療センター 准教授		
德永裕彦	とくなが・ひろひこ	086〜094
近畿大学医学部整形外科学教室 医学部講師		
森　成志	もり・しげし	095〜105
大阪大学大学院医学系研究科整形外科 助教		
蛯名耕介	えびな・こうすけ	106〜109
大阪南医療センター整形外科		
秋山慶輔	あきやま・けいすけ	110〜112
大阪大学大学院医学系研究科器官制御外科学（整形外科）		
大堀智毅	おおほり・ともき	113〜115
大阪急性期・総合医療センター整形外科 副部長		
鹿野博亀	かの・ひろき	116〜122
大阪急性期・総合医療センター整形外科 診療主任		
松尾庸平	まつお・ようへい	116〜122
独立行政法人地域医療機能推進機構（JCHO）大阪病院 副院長		
冨士武史	ふじ・たけし	123〜134, 135〜143, 144〜161
関西医科大学整形外科学教室 講師		
大江賢一	おおえ・けんいち	162〜168
市立豊中病院整形外科		
三好祐史	みよし・ゆうじ	169〜173
近畿大学医学部堺病院看護部 手術室看護師/学会認定自己血輸血看護師		
住野加代子	すみの・かよこ	174〜179

Index

索引

欧文

adverse reaction to metal debris	99
ARMD	99
CDC	226, 232
Centers for Disease Control and Prevention	226, 232
continuous passive motion	128
CPM	128
CR型	140
cruciate retention	140
DAA	84
direct anterior approach	84
Enhanced Recovery After Surgery	183
ERAS	183
IVCフィルター	206
Jumping Distance	100
MED	50, 51
microendoscopic discectomy	50
minimally invasive surgery-transforaminal lumbar interbody fusion	49
MIS-TLIF	49, 50
moist wound healing	237
oral rehydration therapy	183, 186
ORT	183, 186
PED	51
percutaneous endoscopic discectomy	51
posterior stabilizer	140
PS型	140, 154
RAO	82
SBバック	196
SERM	162
THA後のスポーツ推奨度	110
UKA	142, 144
UKAの適応	143
unicompartmental knee arthroplasty	142, 144
Virchowの3徴	199

あ行

アメリカ疾病予防管理センター	226, 232
遠位型DVT	204
円背	92
オプサイト®POST-OPビジブル	191

か行

外転位装具	67
下垂外旋位装具	69
下大静脈	198
下大動脈	198
片開き式脊柱管拡大術	13
カラヤヘッシブ®	190, 237
寛骨臼回転骨切り術	82

キアリ骨盤骨切り術	80	骨吸収抑制剤	162
機械的可動域	100	骨形成促進薬	162
近位型DVT	205	骨セメント	139
駆血帯	136	骨粗鬆症治療薬	164
車椅子離床	201	骨盤傾斜	93
クロルヘキシジン製剤	228	コルセット	20, 61
経口補水液	185		
経口補水療法	183, 186		

さ行

脛骨	124	再ヘルニア	58
脛骨神経	124	軸性疼痛	40
脛骨粗面骨切り	151	膝蓋骨	124
頸椎カラー	36	手術用クリッパー	103
頸椎症性脊髄症	13	術後回復力強化プログラム	183
頸椎神経根ブロック	27	術後感染	226
頸椎椎間板ヘルニア	15, 27	術後感染高リスク因子	19
頸椎ブロック	27	術前絶飲時間	184
経皮的内視鏡下腰椎椎間板摘出術	51	循環欠乏量	186
血腫	16	除圧術	16
牽引療法	60	人工膝蓋骨	138
腱板修復	69	人工膝単顆関節置換術	142, 144
抗RANKL抗体	162	髄液漏	18
抗凝固薬	207	スーチャーアンカー	68
後縦靭帯骨化症	18	スーチャーブリッジ法	68
高度内反変形膝	135	スキンステープラー	190
後方アプローチ	85	ステリストリップ™テープ	190, 239
後方脱臼	86, 87, 115	スポーツ種目別衝撃度	110
硬膜外ブロック	10	セーフス	167
硬膜にかかる圧	64	脊柱管狭窄症	15
後弯変形	29	脊柱変形	14
股関節可動角度	119	脊椎後弯変形	93
股関節の動き	117	セメント固定	96

セメントレス固定	96
仙骨硬膜外ブロック	48
前側方アプローチ	85
選択的エストロゲン受容体調節薬	162
前方アプローチ	84
前方系アプローチと後方系アプローチの比較	91
前方後方固定術	63
前方固定術	15
前方脱臼	86, 87
せん妄	172
総腸骨静脈	198
総腸骨動脈	198
総腓骨神経	124
創部治癒	235
ソフトカラー	37

た行

ダーマボンド®	190
大腿骨	124
大腿骨転子部骨折	77
大腿神経ブロック	149
脱臼	87, 92
脱臼の要因	87
超音波骨折治療法	167
鎮痛カクテル注射	149
椎間板内圧	23
椎間板にかかる圧	64
椎弓形成術	13, 29
椎弓切除術	29
テープ剤	195
テリパラチド	162, 167
転子部骨折の安定型	77
転子部骨折の不安定型	77

な行

内視鏡下腰椎椎間板摘出術	50
ナビゲーションシステム	142
脳梗塞	18
脳浮腫	18

は行

ハイドロコロイド剤	190
バイポーラー型人工骨頭	95
白血球除去フィルター	244
パップ剤	195
馬尾症候群	57
ハローベスト	38
半月板	122, 125
皮下出血斑	157
光接触性皮膚炎	194
腓骨	124
ビスホスホネート	162
ビタミン製剤	162
フィラデルフィアカラー	37
プロスタグランジン製剤	46
変形性股関節症	81
縫合糸	190

ま行

ミエログラフィー	31, 32

や行

薬剤性せん妄 …………………………… 173
腰椎圧迫骨折 …………………………… 62
腰椎すべり症 …………………………… 15
腰椎椎間板ヘルニア ………………… 45, 56, 57, 58
腰椎椎間板ヘルニア摘出術 …………… 58
腰椎椎体骨折 …………………………… 15
腰部硬膜外ブロック …………………… 48
腰部脊柱管狭窄症 ……………………… 16

ら行

リバース型人工関節 …………………… 72

読者の皆さまへ

●増刊のご感想・ご提案をお待ちしています

　このたびは本増刊をご購読いただき、誠にありがとうございました。

　編集室では、今後いっそう皆様のお役に立てる増刊の刊行を目指してまいります。本書に関するご感想やご提案等がございましたら、ぜひ編集室までお寄せください。

●整形外科看護誌へのご投稿など

　月刊誌・整形外科看護では、常時皆様からのご投稿やご質問、ご感想などをお待ちしております。詳しくは整形外科看護誌をご覧ください。

●ご送付先

〒532-8588　大阪市淀川区宮原 3-4-30　ニッセイ新大阪ビル 16F
株式会社メディカ出版　整形外科看護編集室
E-mail：seikeigeka@medica.co.jp　FAX：06-6398-5068/5071

整形外科看護　2017年春季増刊（通巻277号）
ナースが本当に聞いてみたかった
整形外科看護 エビデンス 179

2017年5月10日 第1刷発行	監　　修	冨士武史
2019年8月10日 第3刷発行	発 行 人	長谷川素美
	編集担当	清水洋平 / 細川深春
	発 行 所	株式会社メディカ出版
		〒532-8588　大阪市淀川区宮原 3-4-30
		ニッセイ新大阪ビル 16F
		編　集　　　　TEL　06-6398-5048
		お客様センター　TEL　0120-276-591
		広告窓口／総広告代理店　株式会社メディカ・アド
		TEL　03-5776-1853
		e-mail　seikeigeka@medica.co.jp
		URL　http://www.medica.co.jp
	編集協力	有限会社エイド出版 / 白石あゆみ
	デザイン	市川　竜
	イラスト	伊丹ゆかり / K's Design
定価（本体 4,000 円＋税）	印刷製本	株式会社シナノ パブリッシング プレス

・無断転載を禁ず。
・乱丁・落丁がありましたら、お取り替えいたします。
・本誌に掲載する著作物の複製権・翻訳権・翻案権・上映権・譲渡権・公衆送信権（送信可能化権を含む）は株式会社メディカ出版が保有します。
・JCOPY〈(社)出版者著作権管理機構 委託出版物〉
　本書の無断複写は著作権法上での例外を除き禁じられています。複写される場合は、そのつど事前に、(社)出版者著作権管理機構（電話 03-5244-5088、FAX 03-5244-5089、e-mail：info@jcopy.or.jp）の許諾を得てください。

Printed and bound in Japan　　ISBN978-4-8404-6000-2